Trushita Banubakode
Tapasya Karemore
Mukta Motwani

Eficácia do licopeno na gestão de Leucoplasia Oral

Trushita Banubakode
Tapasya Karemore
Mukta Motwani

Eficácia do licopeno na gestão de Leucoplasia Oral

ScienciaScripts

Imprint

Cover image: www.ingimage.com

This book is a translation from the original published under ISBN 978-620-4-20003-3.

Publisher:
Sciencia Scripts
is a trademark of
Dodo Books Indian Ocean Ltd. and OmniScriptum S.R.L publishing group

120 High Road, East Finchley, London, N2 9ED, United Kingdom
Str. Armeneasca 28/1, office 1, Chisinau MD-2012, Republic of Moldova, Europe
Managing Directors: Ieva Konstantinova, Victoria Ursu
info@omniscriptum.com

Printed at: see last page
ISBN: 978-620-4-02914-6

TABELA DE CONTEÚDOS

CAPÍTULO 1: INTRODUÇÃO

A mucosa oral reage ao tabaco e produtos similares e apresenta alterações como lesão na bolsa do tabaco, lesões pré-malignas e malignas. A pré-malignidade oral é uma etapa intermediária que pode ser classificada como lesão pré-cancerosa e condição pré-cancerosa. Uma lesão pré-cancerosa é definida como "Um tecido morfologicamente alterado em que é mais provável a ocorrência de cancro do que na sua contraparte aparentemente normal". Leucoplasia, Erythroplakia, Nicotina palatini, etc. são exemplos comuns de lesões pré-cancerosas. Uma condição pré-cancerosa é definida como "Um estado generalizado do corpo associado a um aumento significativo do risco de cancro". Exemplos desta condição são: fibrose submucosa oral, líquen plano oral, sífilis, lúpus eritematoso, displasia sideropênica. Mas recentemente a OMS considerou lesões e condições pré-malignas sob um único grupo de distúrbios conhecidos como "Distúrbios Potencialmente Malignos por via Oral". [1]

Entre todas as lesões pré-malignas, a leucoplasia é a mais comum. O termo "Leucoplasia" é derivado de uma palavra grega - "Leucos" que significa branco e "Plakia" que significa remendo. [2] Foi descrito pela primeira vez na segunda metade do século XIX pelo dermatologista húngaro Schwimmer em 1877 [2]. Em 1978, a OMS definiu-o como "Uma mancha ou placa branca que não pode ser caracterizada clinicamente ou patologicamente como qualquer outra doença". [3] A incidência e prevalência da leucoplasia varia em diferentes partes do mundo e é altamente variável entre áreas geográficas e grupos demográficos. [4]A prevalência global da leucoplasia oral varia de 0,5% a 3,46% e a taxa de transformação maligna da leucoplasia oral varia de 0,7% a 2,9%. [5]

A etiologia da leucoplasia oral é multifactorial enquanto que também pode ser idiopática. [1] O fator de risco mais comumente associado é o uso de tabaco tanto na forma fumada quanto sem fumo, o que aumenta a chance de leucoplasia oral. [1]

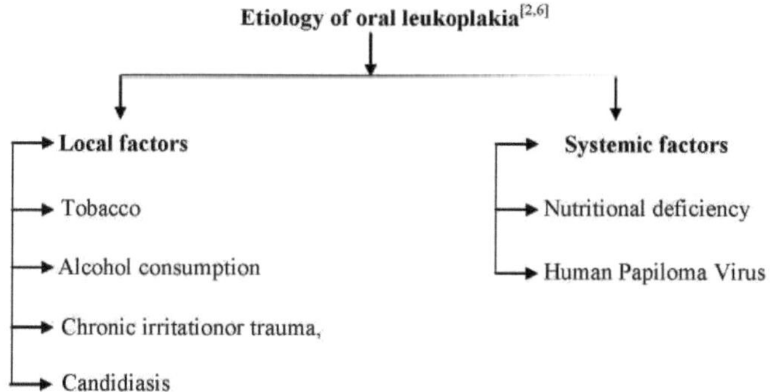

É observada com mais frequência em homens de meia idade e mais velhos e a sua prevalência aumenta com a idade. [2] Afeta mais comumente os homens em comparação com as mulheres. [7] Os locais mais comumente envolvidos são mucosa bucal, gengiva, língua, palato, lábios e assoalho da boca. [2] Eles podem ser solitários ou múltiplos. [3] A maioria dos casos de leucoplasia é assintomática, mas alguns podem causar desconforto, dor e sensação de ardor.

Existem duas variantes clínicas da leucoplasia oral: a Homogénea e a Não homogénea Leucoplasia. A leucoplasia homogênea tem lesão predominantemente branca de aparência plana uniforme e fina, superfície lisa, enrugada ou ondulada em toda a lesão, enquanto a leucoplasia não homogênea tem uma mistura de lesão branca e vermelha que pode ser irregularmente plana, nodular ou tipo verrugosa. [8] A taxa de transformação maligna da leucoplasia é de 0,3%-25% e a presença de alterações displásicas na lesão existente aumenta em 30% a chance de malignidade. [9]

A biópsia deve ser realizada na lesão que se suspeita clinicamente ser leucoplasia, a fim de confirmar o diagnóstico e planejar o tratamento de acordo. Nas lesões grandes, a biópsia incisional deve ser realizada incluindo algum tecido normal adjacente, mas se a lesão for pequena, a biópsia excisional pode ser realizada. Para a seleção do local da biópsia, são praticados vários meios auxiliares de diagnóstico, como azul de toluidina, técnica de escova de citologia, iodo de lugol e vizilite. [2]

As características histológicas de ambas as formas de leucoplasia são bastante variáveis e podem incluir orto- ou para-queratose de grau variável, inflamação crônica leve, e alterações displásicas de vários graus. [10]

O maior problema enfrentado pelo clínico no manejo da leucoplasia é que a lesão é assintomática e tem tendência a se transformar em malignidade. Portanto, o diagnóstico e tratamento precoce destas doenças potencialmente malignas é necessário para evitar a sua progressão para a malignidade. Têm havido muitas tentativas ao longo dos anos para encontrar um tratamento eficaz para a leucoplasia oral. Consiste no aconselhamento do paciente para a completa paragem do hábito, remoção de irritantes crónicos, tais como dentes cortantes e partidos e identificação, bem como eliminação de todos os factores predisponentes possíveis. [8]

Em caso de displasia moderada a grave, é recomendado o tratamento cirúrgico. Pode ser realizado por cirurgia convencional, eletrocauterização, ablação a laser, crioterapia [11]. [12]

Entre os tratamentos conservadores e médicos, foram experimentadas várias modalidades que incluem a utilização de suplementos de micronutrientes como a vitamina A, C, a administração oral de Frenetide (vit. A analógica), a suplementação de carotenóides como o beta-caroteno e o licopeno, a curcumina, o chá verde, a terapia fotodinâmica e os agentes citotóxicos. [12]

Juntamente com a interrupção do hábito, os antioxidantes foram considerados mais promissores no manejo da leucoplasia. [13] Os danos no DNA são responsáveis pelo desenvolvimento do câncer. A maior extensão destes danos deve-se principalmente ao stress oxidativo. Os antioxidantes quimicamente são necrófagos de radicais livres. Por este mecanismo está provado que os antioxidantes causam a regressão de lesões pré-malignas e também inibem o seu desenvolvimento para o cancro. Os antioxidantes comumente usados são Acvit, Acquasol E, Lycored, Tpcee, Mix Carotin.

O licopeno é um antioxidante eficaz obtido a partir do extracto de tomate. É eficaz e mais potente necrófago em vários estudos in vivo bem como in vitro. [14] Tem dado resultados excelentes e favoráveis no tratamento de vários distúrbios pré-malignos. [15] Pode também proteger as células contra os danos celulares e desempenhar um papel protector contra a progressão da displasia, inibindo a proliferação de células tumorais. [15]

Portanto, esta dissertação de biblioteca tem como objetivo revisar estudos de controle randomizado e estudos de controle de casos baseados no uso de licopeno no manejo da leucoplasia. São incluídos 4 estudos de controle randomizado e 2 estudos de controle de caso e a revisão sistemática é então registrada no PROSPERO com número de registro (CRD 42020198588).

Definições e Terminologias da Leucoplasia Oral [16]

A OMS (1978) descreveu o termo como "Uma mancha ou placa branca que não pode ser caracterizada clinicamente ou patologicamente como qualquer outra doença".

Primeira Conferência Internacional sobre Leucoplasia Oral (1984) em Malmo, Suécia, descreveu o termo como uma mancha ou placa branca que não pode ser caracterizada clínica ou patologicamente como qualquer outra doença e não está associada a qualquer agente causador físico ou químico, exceto o uso de tabaco.

Simpósio internacional realizado em Uppsala (1994) profissionais suecos estabeleceram o termo como uma "lesão predominantemente branca da mucosa oral que não poderia ser clinica ou patologicamente caracterizada como qualquer outra doença definível".

Axell (1996) descreveu a leucoplasia como uma mancha branca com 5 mm ou mais que não pode ser raspada e que não pode ser atribuída a nenhuma outra doença de diagnóstico.

A **Organização Mundial da Saúde (1997)** descreveu a leucoplasia como "uma lesão predominantemente branca da mucosa oral que não pode ser classificada como qualquer outra lesão definível".

Warnakulasuriya (2007) definiu a lesão como "uma placa branca com um risco crescente de câncer oral questionável após excluir outras doenças e distúrbios conhecidos que não aumentam o risco".

Vander waal (2012) propôs uma nova definição como "Uma lesão ou placa predominantemente branca de comportamento questionável tendo excluído, clínica e histopatologicamente, qualquer outra doença ou desordem branca definível".

CAPÍTULO 2: CLASSIFICAÇÃO

Classificação e encenação da Leucoplasia Oral [8]

Existem dois tipos clínicos principais de leucoplasia oral, a saber

- Leucoplasia homogênea e não homogênea.

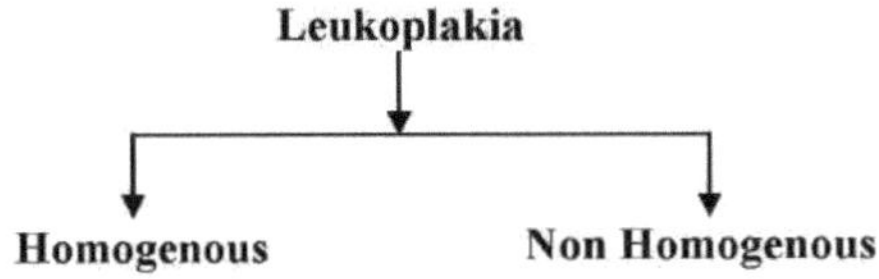

1. Nodular / Speckled / erythroleukoplakia
2. Verrucous leukoplakia
3. Proliferative verrucous leukoplakia

O **tipo homogêneo** é caracterizado por um fino aspecto plano e homogêneo esbranquiçado, dando a uma lesão uma aparência de rachadura como lama. As lesões são assintomáticas.

O **tipo não homogêneo** de leucoplasia é uma lesão mista, branca e vermelha associada a componente eritematosa que pode ser regularmente plana, nodular ou exofítica.

OMS (1980)[17]

- Leucoplasia homogênea
  - Smooth
  - Sulcado(Fissured)
  - Ulcerado

- Não Homogéneos

- Nodulospeckled

Classificação de acordo com o Sistema de Estágio [18]

Um sistema de estadiamento clínico para leucoplasia oral (sistema OL) nas linhas de estadiamento de TNM foi recomendado pela OMS em 2005 levando em conta o tamanho (L) e as características histopatológicas (P) da lesão.

(L - Tamanho da leucoplasia)

Tamanho L1 de leucoplakiais< 2cm

L2-Tamanho de leucoplakiais2 - 4 cm

L3-Tamanho de leucoplakiais>4cm

Tamanho Lx de leukoplakiaisnão especificado.

(P - Patologia)

Px - Displasia não especificada no relatório de patologia

P0 - Sem epitelialdisplasia .

P1 - Displasia epitelial leve a moderada.

P2 -Displasia epitelial severa

Sistema de encenação OLEP

Etapa IL1P0

Etapa IIL2P0

Etapa III L3P0 ou L1/L2P1

Estágio IV L3P1 ou qualquer LP2.

CAPÍTULO 3: EPIDEMIOLOGIA

A prevalência da leucoplasia varia em diferentes partes do mundo e é altamente variável entre áreas geográficas e grupos demográficos. A prevalência global da leucoplasia oral varia de 0,5% a 3,46% e a taxa de transformação maligna da leucoplasia oral varia de 0,7% a 2,9%. [5] Ela é mais prevalente na Índia, quando comparada a outros países. [7]

Prevalência da Leucoplasia Oral na Índia

A análise estatística de vários estudos do subcontinente indiano, relatou a prevalência da leucoplasia variando de 0,2% a 5,2% e a taxa de transformação maligna varia de 0,13% a 10%. [4] Este aumento na prevalência de leucoplasia na Índia pode ser devido a seus fatores culturais, étnicos e geográficos. [19]

Em 1961, Mehta *etal.* também relatou a prevalência da lesão como sendo de 3,5% entre 4734 habitantes indianos. 20] Em um estudo de Manghi *et al.* a prevalência de 6,5% foi observada entre os pacientes ambulatoriais de 2004 em Madhya Pradesh em 1965 [20]. Segundo o estudo de Pindborg *et al.* a prevalência de OL varia de 1,5-3,3% na população indiana em 1966 [21]. Em 1975 Smith *et al.* relataram uma prevalência de 11,7% entre 57.518 pessoas. [22]

Em um estudo baseado em 10 anos de população, mais de 30.000 indivíduos de três comunidades diferentes com 15 anos de idade ou mais foram estudados por Gupta *et al.* em 1980. Observaram que as taxas de incidência anual variaram de 1,1 a 2,4 por 1.000

homens e 0,003 a 1,3 por 1000 mulheres. A incidência de manchas brancas no palato foi de 6,3 por 1000 homens e 11,2 entre as mulheres em áreas onde o tabagismo reverso era praticado. Uma das mais importantes no estudo foi o uso de tabaco de uma ou outra forma e foi a variável mais comum em relação ao desenvolvimento da leucoplasia. [23]

Na Índia, a leucoplasia foi observada em 0,2% e 4,9% da população presente com mais de 15 anos de idade. Entre as mastigadoras de betel quid com tabaco, a prevalência de leucoplasia na Índia variou de 0,4 a 1,8%, enquanto entre as mastigadoras de betel quid sem tabaco variou de 0,3 a 0,7%. [25]

Transformação maligna - Entre os fumadores e utilizadores de tabaco sob qualquer forma, um certo grau de reversibilidade pode ser uma consideração. [23] A frequência de transformação maligna que se desenvolveu dentro da leucoplasia pré-existente foi oito vezes nos não fumantes do que aquela observada entre os usuários de tabaco com leucoplasia. [23] Resultados semelhantes foram observados por Silverman e Rosen *etal.* em 1968 [23].

Prevalência da leucoplasia oral nos países ocidentais

Em 1986, a prevalência da leucoplasia oral era de 3,6% entre 20.333 habitantes suecos, enquanto em 23.616 habitantes americanos era de 2,9%. Hogewind e Van der Waal relataram a prevalência de 1,4% em 1988 [26]. Schepman *et al.* observaram a prevalência de 0,6% na Holanda. [27] A incidência de 1,3% foi relatada entre a população húngara 7820 e 2,5% foi observada entre a população japonesa em 1991 [28]. Em 2001, Yang *et al.* observaram a prevalência de 24,4% entre os aborígines no sul de Taiwan. [29]

Downer e Petti notaram uma taxa anual de incidência de câncer oral atribuível à leucoplasia entre 6,2 e 29,1 casos por 100.000 pessoas. [30] Martorell-Calatayud *et al.* observaram que a prevalência de OL varia de 0,4% a 0,7% da população. [31] Além disso, o mesmo estudo concluiu que a taxa de transformação maligna da leucoplasia variou de 0,7% a 2,9%. [31]

Feller e Lemmer estimaram que a prevalência da OL variou de 0,5% a 3,46%, e também encontraram a transformação maligna da OL de 0,7% a 2,9%. [32] Brouns *et. al.* reportaram a prevalência de OL aproximadamente 2% com uma transformação maligna anual de 1% aproximadamente[33].

CAPÍTULO 4: ETIOPATOGENIA

1. Tabaco

A etiologia da leucoplasia oral é multifactorial, mas o tabagismo é considerado como o factor mais comumente envolvido. É muito mais comum em fumantes do que em não fumantes. O tabaco na forma de fumo ou sem fumo é o principal fator etiológico. A forma fumada contém monóxido de carbono, tiocianato, cianeto de hidrogénio, nicotina e os metabolitos destes constituintes, enquanto que o tabaco sem fumo contém nitrosamina, hidrocarbonetos aromáticos policíclicos e nitrosoprolina. O tabaco fumado está disponível nas formas de bidi, chilum e cigarro, enquanto o tabaco sem fumo está disponível nas formas de rapé seco, rapé húmido, niswar, naas, mishri, khaini quid (tabaco + cal apagada). O consumo de tabaco afecta o epitélio da mucosa oral. Esta alteração na mucosa pode levar ao espessamento do epitélio e ao aumento da pigmentação. [2,17]

2. Álcool

O álcool, juntamente com o tabaco, tem um forte efeito sinérgico no desenvolvimento tanto da leucoplasia como do cancro oral. Causa desidratação da mucosa oral e aumenta a temperatura ambiente da cavidade oral, tornando assim a mucosa oral mais vulnerável aos efeitos cancerígenos do tabaco. [2]

3. Sanguinaria

É uma substância extraída da planta herbácea chamada (raiz de sangue) que consiste em alcalóides benzofenantídicos misturados com Viadent. É utilizado em produtos para lavar a boca e em pasta de dentes desde 1982. Estes produtos têm demonstrado ser eficazes no controlo da placa bacteriana. Mais tarde, vários estudos demonstraram que este tipo de colutório, quando usado por um período prolongado de 6 meses a 12 anos está fortemente associado à leucoplasia no vestíbulo da boca denominada queratose associada a queratose ou sanguinaria - leucoplasia induzida. Clinicamente, a leucoplasia associada à sanguinaria afeta o grupo de meia-idade. - Apresenta lesão branca, rugosa ou ondulada bem definida, que não pode ser eliminada na mucosa vestibular maxilar ou mandibular. [34]

4. Trauma

Suspeita-se de trauma contínuo ou irritação local na cavidade oral como um agente causador de leucoplasia. A fonte de irritação pode ser má oclusão, dentadura mal ajustada, dentes quebrados afiados, comida quente ou picante, pedaço de raiz, etc. O local habitual para tal irritação é a mucosa vestibular e menos frequentemente é o rebordo alveolar. A irritação mecânica crónica pode produzir uma lesão branca com uma superfície queratósica rugosa, denominada queratose friccional. [2,17]

5. Cândida causadora da leucoplasia

Há uma longa discussão sobre se a infecção por candida é uma causa de leucoplasia ou se é uma infecção sobreposta a uma lesão pré-existente. Tem sido observado que, após o tratamento, a leucoplasia não-homogênica candida-infectada se converte em lesão homogênea, e algumas lesões regridem. Candida libera proto-oncogene específico de nitrosamina e converte etanol em acetaldeído carcinogênico em bebedores de álcool. Isto tem um efeito sinérgico com o tabaco que aumenta a displasia e leva à leucoplasia oral. O tabagismo também pode resultar em colonização candidata devido ao aumento da queratinização, redução da concentração de IgA salivar e diminuição da função polimorfonucleares linfocítica.

Alguns estudos relataram que mesmo após a eliminação da micose superficial e a administração de antifúngicos, a leucoplasia persiste. [2,17]

6. vírus do papiloma humano

O papel do vírus do papiloma humano (HPV) na etiologia e no potencial de transformação maligna da lesão pré-cancerosa oral tem estado sob extensos estudos de biologia molecular e virologia. O HPV tipo 16 foi isolado na leucoplasia oral e no carcinoma. Os vírus do papiloma humano 16 e 18 foram demonstrados na leucoplasia verrucosa proliferativa. [17]

7. Deficiência Nutricional

Foi observado que os níveis séricos de vitamina A,B, complexo C,E betacaroteno e ácido fólico diminuem em pacientes indianos de leucoplasia oral. [2]

A patogênese da leucoplasia inclui os seguintes fatores :[23]

Perda da Heterozigosidade: A perda da função do alelo de um gene cujo alelo homólogo foi anteriormente inactivado é referida como perda de heterozigosidade. Tal fenômeno se ocorrer em regiões cromossômicas com genes repressores de tumores foi encontrado relacionado à transformação maligna. Zhang e Rosin revisaram a perda de heterozigosidade na leucoplasia oral e classificaram a leucoplasia em alto risco (perda de 3p e ou 9p e perda de um ou mais cromossomos 4q, 8p, 11q, 13q e 17p), risco intermediário (perda de 3p e ou 9p) e baixo risco (nenhuma perda vista). Lesões de alto risco e de risco intermediário apresentaram 33 e 3,8 vezes mais chances de transformação maligna do que as lesões de baixo risco, respectivamente.

Aneuploidia: A ploidia de ADN ou o conteúdo de ADN dá-nos a informação sobre a extensão da estabilidade genética e aberrações na sequência genómica. Nos cancros, as células aneuplóides geneticamente instáveis substituem as células diplóides estáveis. Técnicas de citometria de fluxo têm sido usadas para estudar a medida do estado de ploidia em leucoplasias orais e carcinomas de células escamosas orais. Descobriram que a aneuploidia na leucoplasia displásica era um marcador prognóstico para transformação maligna da leucoplasia. Eles classificaram as leucoplasias displásicas em alto risco (lesões aneuploides), risco intermediário (lesões tetraplóides) e baixo risco (lesões diplóides).

p53: p53 é um gene supressor de tumores que desempenha um papel vital na reparação do ADN e na regulação do ciclo celular. A mutação neste gene é um dos eventos mais comuns que leva à cessação do fenômeno protetor e resulta em carcinogênese. A acumulação da proteína p53 tem sido detectada em lesões pré-malignas, especialmente na leucoplasia oral com displasia e sugere um passo precoce na conversão maligna das lesões displásicas orais. Isto é importante porque a detecção da mutação da p53 poderia prever a transformação maligna nas lesões displásicas e orientar a intervenção profilática precoce.

Atividade telomerase em Leucoplakia: A telomerase é uma enzima que prolonga os telómeros, evitando assim a apoptose celular. A sobreexpressão da telomerase tem sido relatada na leucoplasia correlacionada com alterações displásicas e atipias celulares.

CAPÍTULO 5: CARACTERÍSTICAS CLÍNICAS

1. **Idade :** Ocorre com mais frequência no grupo etário médio e mais velho. [2]O seu início começa normalmente após os 30 anos de idade. 35] Embora a incidência máxima seja encontrada nos indivíduos acima de 50 anos de idade, mas a prevalência na faixa etária mais jovem também tem sido relatada. [7]

2. **Sexo:** Sua distribuição é variável, variando de uma forte predominância masculina em diferentes partes da Índia, a quase 1:1 no mundo ocidental. [35] Na Índia, os homens são comumente afetados em comparação com as mulheres. [7]

3. **Local comum:** O local mais comum de envolvimento da leucoplasia oral é a mucosa bucal, mucosa alveolar, gengiva, paladar, língua, borda vermelha do lábio e chão da boca. [36]

4. **Número :** A leucoplasia pode ser solitária ou múltipla. [3]

5. **Aparência :** Inicialmente a lesão aparece como uma placa translúcida fina, ligeiramente elevada de cor branca acinzentada translúcida. É caracteristicamente macia e achatada e é por vezes enrugada e fissurada. À medida que a lesão progride, torna-se mais espessa, estende-se lateralmente e adquire uma cor esbranquiçada. As fissuras podem se tornar mais profundas e coriáceas à palpação. Nesta fase, as lesões são muitas vezes chamadas de leucoplasias homogéneas. Algumas lesões graves de leucoplasia desenvolvem irregularidades superficiais e são designadas como leucoplasias granulares ou nodulares

enquanto outras lesões desenvolvem uma superfície papilar e são conhecidas como verruciformes. [17]

Formas clínicas de leucoplasia. [8]

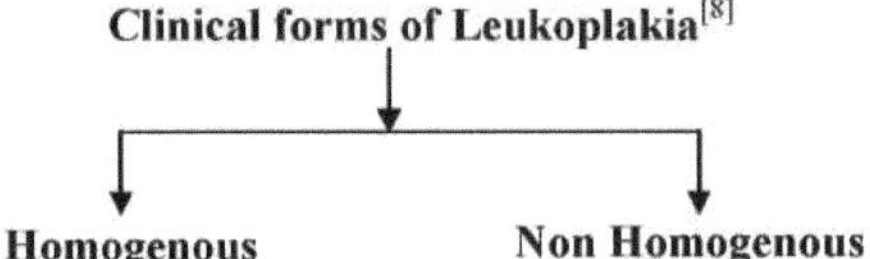

1. Nodular / Speckled / erythroleukoplakia
2. Verrucous leukoplakia
3. Proliferative verrucous leukoplakia

A. Leucoplasia homogênea

As lesões são uniformemente planas e finas. São predominantemente de cor branca.

A aparência fina pode apresentar fissuras superficiais. Possui superfície lisa, enrugada ou ondulada com uma textura consistente em toda a sua extensão. Estas lesões são assintomáticas e apresentam um risco muito baixo de transformação maligna.^]

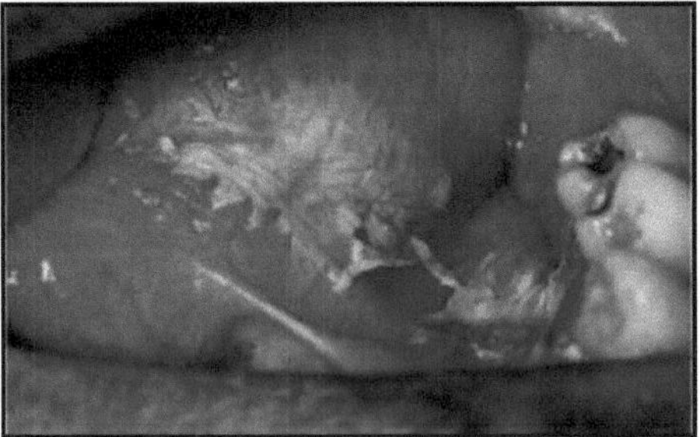

Fig No. 1: Leucoplasia homogênea na superfície ventral da língua e do assoalho da

boca

B. Leucoplasia não homogênea

É uma lesão mista, branca e vermelha, associada a componente eritematosa que pode ser regularmente plana, nodular ou exofítica. Este tipo de leucoplasia está associado a queixas leves de dor localizada ou desconforto e sensação de ardor. [8]

1) Leucoplasia salpicada

É um tipo não homogêneo de leucoplasia. É uma forma de leucoplasia que é raramente encontrada com alto risco de transformação em malignidade, sendo considerada como uma lesão precursora do carcinoma escamoso celular. Clinicamente a lesão aparece na forma de nódulo esbranquiçado que tem uma superfície granular contra o fundo avermelhado. ^37]

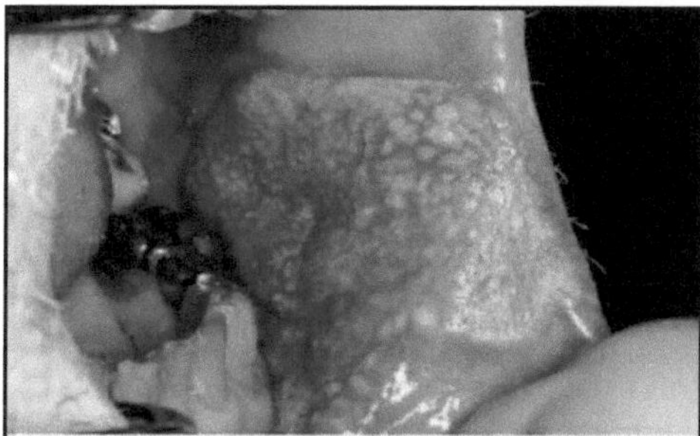

Fig No. 2: Leucoplasia salpicada

2. Leucoplasia errácica

Também é chamada de leucoplasia verrucosa. Aparece como uma placa branca aderente que tem numerosas projecções papilares na sua superfície. Estas lesões são fortemente queratinizadas e são frequentemente observadas em adultos mais velhos na 6ª e

8ª década de vida. [2]

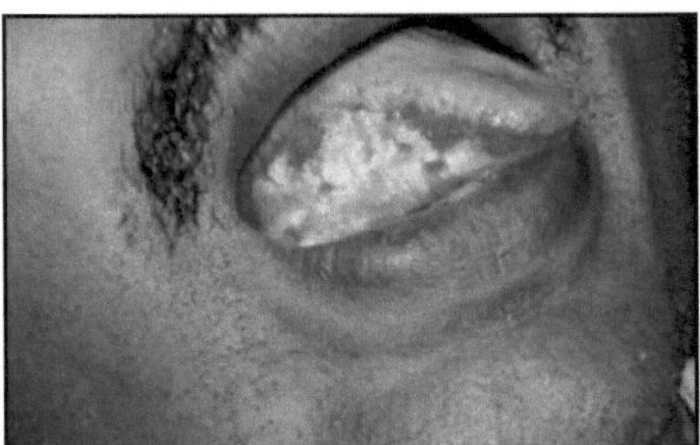

Fig No. 3: Leucoplasia verrucosa na superfície ventral da língua

3. Leucoplasia verrucosa proliferativa

É uma variante agressiva da leucoplasia, descrita pela primeira vez por Hansen *et al.* em 1985, que tem uma morbidade considerável e um forte potencial de transformação maligna, mostrando uma predominância feminina em contraste com outros subtipos de leucoplasia com proporção feminina para masculina de cerca de 4:1 e tem uma associação mínima com o consumo de tabaco. [38] O local freqüentemente envolvido é a gengiva. [39] A significância da leucoplasia verrucosa proliferativa é que a lesão apresenta alto risco de transformação maligna e alta taxa de recidiva. 40] Portanto, tais lesões necessitam de tratamento precoce. Está principalmente associada ao vírus do papiloma humano. As lesões raramente regridem, apesar da terapia. [17]

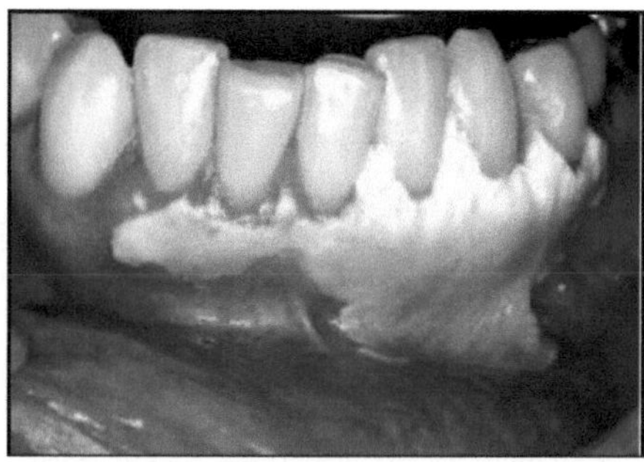

Fig No. 4: Leucoplasia Verrucosa Proliferativa envolvendo gengiva e vestíbulo adjacente

Uma taxa anual de transformação maligna de 0,3% de leucoplasia oral tem sido relatada no cenário indiano, enquanto pesquisadores de países ocidentais relataram números mais elevados de taxa anual de transformação maligna de aproximadamente - 12%. Muitas leucoplasias provavelmente não progredirão com o tempo, então a regressão espontânea talvez seja rara. As leucoplasias malignas podem se desenvolver no local da leucoplasia tratada ou não tratada, mas também podem ocorrer em outras partes da cavidade oral ou do trato upperaerodigestivo. [41] Os seguintes fatores aumentam o risco de transformação maligna da leucoplasia. Eles são os seguintes -

Sexo feminino

Longa duração da leucoplasia

Leucoplasia em não-fumadores

Localização na língua e/ou no chão da boca

Tamanho > 200 mm2

Tipo não-homogêneo

Presença de displasia epitelial

Destes factores de risco, a presença de displasia epitelial muitas vezes correlacionada com um subtipo eritroleucopláico clinicamente não homogéneo é em geral considerada como o mais potente indicador de potencial maligno. No entanto, deve-se reconhecer que algumas lesões displásicas podem permanecer inalteradas ou mesmo apresentar uma regressão completa. Além disso, a transformação carcinomatosa também pode ocorrer em leucoplasias não displásicas. [42]

Em vários estudos do mundo ocidental, as fronteiras laterais da língua e o chão da boca foram mencionados como locais de alto risco, enquanto num estudo da Dinamarca também se mostrou que o tamanho era importante, particularmente quando ultrapassava 200mm. [55] Apesar do enorme progresso no campo da biologia molecular, ainda não há um único marcador ou conjunto de marcadores que permita prever com segurança a transformação maligna da leucoplasia em um paciente individual com leucoplasia, talvez com exceção das medidas de ploidia de DNA. O uso de testes genéticos não invasivos, usando células esfoliadas ou escovadas de tecido lesional, ou marcadores moleculares da saliva pode ser um passo à frente na busca de marcadores prognósticos relevantes. [42]

CAPÍTULO 6: INVESTIGAÇÕES

O diagnóstico da Leucoplasia Oral é baseado na história e no exame clínico. A biópsia é importante na leucoplasia, que se suspeita clinicamente ser leucoplasia, e é realizada para confirmar o diagnóstico, para que o tratamento adequado possa ser planejado de acordo. Nas lesões grandes, a biópsia incisional deve ser realizada incluindo algum tecido normal adjacente, mas se a lesão for pequena, a biópsia excisional pode ser realizada. [17] Para selecionar o local apropriado para a biópsia são usados vários meios de diagnóstico, como azul toluidina, técnica de escova de citologia, iodo de lugol e vizilite. [2]

A **coloração azul toluidina** é usada como marcador para diferenciar lesões com alto risco de progressão para se chegar ao diagnóstico precoce de displasia. [44] É um corante catiônico metacromático que cora o ácido desoxirribonucleico. [45] Pode ser retido em espaços intracelulares de epitélio displásico e clinicamente pode aparecer como áreas azuis reais. [45] O azul toluidino mancha clinicamente lesões malignas. Auxilia na biópsia através da localização de células tumorais dentro da área da lesão da leucoplasia. [46] O azul de toluidina usa 1% de solução aquosa de corante que é descolorida com 1% de ácido acético. [45] O corante se liga às células epiteliais displásicas e malignas com um alto grau de precisão. As lesões que apresentam manchas azuis escuras são consideradas como um teste "positivo", enquanto aquelas que apresentam manchas claras ou sem manchas são consideradas como teste "negativo". [47] Assim, é eficaz na demonstração de displasia e lesões malignas precoces que não são clinicamente identificáveis. [45]

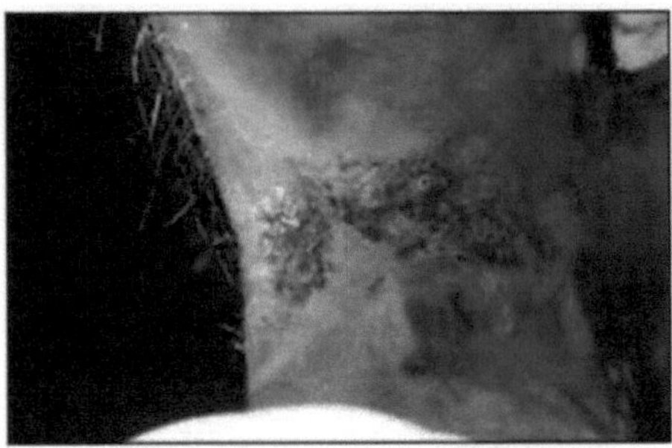

Fig nº 5: Coloração azul toluidina de uma lesão de leucoplasia com áreas de displasia no canto da boca

O iodo de Lugol é usado para delinear as mudanças malignas. [48] O tecido normal é marrom corado e o epitélio proliferante não está manchado ou está mal corado. 49] Esta solução produz uma coloração marrom-escura pela reação do iodo com glicogênio. Ela é retida em células epiteliais escamosas normais, mas não em células displásicas ou malignas do epitélio escamoso. Nos tecidos orais, o iodo de Lugol tem menor sensibilidade na identificação de doenças orais pré-malignas e displásicas, mas, é de maior especificidade. [2]

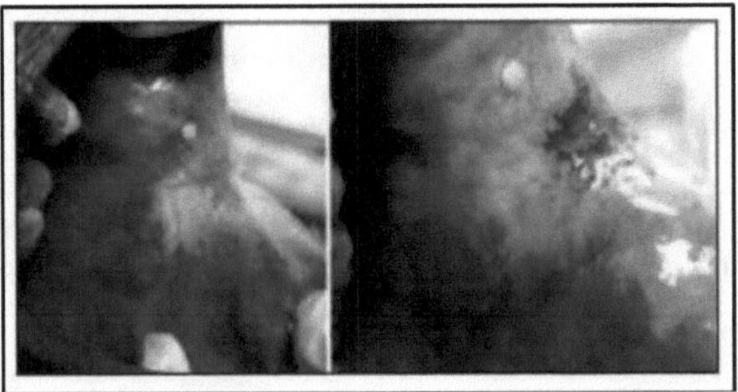

Fig No. 6: Mostrando leucoplasia não-homogênica, captação de mancha após aplicação de Lugol's Iodine

A vizilite baseia-se no princípio da quimioluminescência, composto por uma fonte de luz quimioluminescente para melhorar a identificação das lesões e um corante para marcar as lesões identificadas pela vizilite. [50]O epitélio normal absorve a luz quimioluminescente e aparece escuro, enquanto as lesões hiperqueratinizadas ou displásicas aparecem brancas. [51] A diferença de cor pode estar relacionada à espessura epitelial alterada ou à maior densidade de conteúdo nuclear e matriz mitocondrial que, preferencialmente, reflete a luz nos tecidos patológicos. [52] Aumenta o brilho e as margens das lesões brancas da mucosa oral e assim auxilia na identificação de lesões da mucosa não consideradas sob exame visual convencional. [52]

Estas técnicas são adjuvantes mas não substituem uma biópsia incisional. O principal significado da biópsia incisional em tais lesões é detectar a presença ou ausência de displasia e grau de displasia. A biópsia incisional é realizada em locais múltiplos e inacessíveis quando a lesão é grande em tamanho e não homogênea. [17] Também ajuda na exclusão de outras lesões brancas reconhecidas. O local da biópsia deve ser de área sintomática e se a lesão for assintomática, deve ser retirada de área vermelha ou induzida. [17]

Histopatologia da Leucoplasia Oral

É constituída por hiperplasia epitelial e hiperqueratose superficial (hiperparaceratose ou hiperortoqueratose). Em algumas lesões a displasia epitelial pode ser vista e pode variar de leve a grave. Com base na presença de leucoplasia, ela é de dois tipos: displásica e não displásica. Há espessamento da camada de células espinhosas. Algumas lesões podem apresentar hiperqueratose superficial e, ao mesmo tempo, podem apresentar atrofia ou desbaste do epitélio subjacente. O tecido conjuntivo adjacente também pode mostrar um número variável de células inflamatórias crónicas. [35]

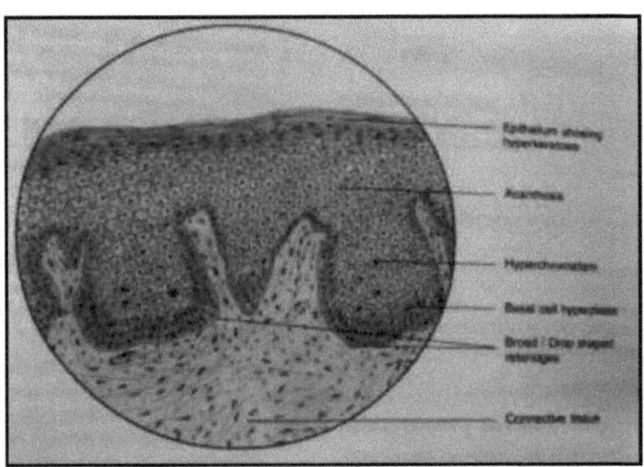

Fig nº 7

As projeções superficiais papilares ou pontiagudas com espessura de queratina variável e cristas retas largas e embotadas são vistas na leucoplasia verrucosa. A leucoplasia verrucosa proliferativa mostra aparência microscópica variável dependendo do estágio da lesão. Com o tempo, a lesão torna-se hiperplasia papilar, exifítica e verrucosa. Em estágios mais tardios, a proliferação papilar apresenta crescimento para baixo até o epitélio, com invasão ampla e romba das cristas rete no tecido conjuntivo subjacente. Além disso, o epitélio invasor torna-se menos diferenciado, transformando-se em carcinoma espinocelular. Portanto, correlações cuidadosas de achados são necessárias devido a aparências clínicas e microscópicas variáveis. [38-39,40]

A displasia é definida como perda na uniformidade e padrão arquitetônico das células individuais. As características displásicas começam nas áreas basilares ou suprabasilares do epitélio e podem se estender até envolver toda a espessura do epitélio. Estas características displásicas podem ser leves, moderadas ou severas, dependendo da restrição das características para baixar um terço a dois terços e mais de dois terços do epitélio, respectivamente. [53] Carcinoma in situ é o termo aplicado quando toda a espessura do epitélio está envolvida, no qual a displasia se estende desde a camada basal até a mucosa sobreposta, sem invadir o tecido conjuntivo subjacente. [54]

Critérios usados para diagnóstico de displasia epitelial[8]

Perda de polaridade das células basais.

A presença de mais de uma camada de células com um aspecto basaloide.

Aumento da relação citoplasma nuclear.

Cavidades em forma de gota.

Estratificação epitelial irregular.

Aumento do número de figuras mitóticas.

Figuras mitóticas que são anormais na forma.

A presença de figuras mitóticas na metade superficial do epitélio.

Pleomorfismo celular e nuclear.

Hipercromatologia nuclear.

Núcleos ampliados.

Perda de aderência intercelular.

Queratinização de células isoladas ou grupos de células na camada de picar células.

Tratamento da leucoplasia oral

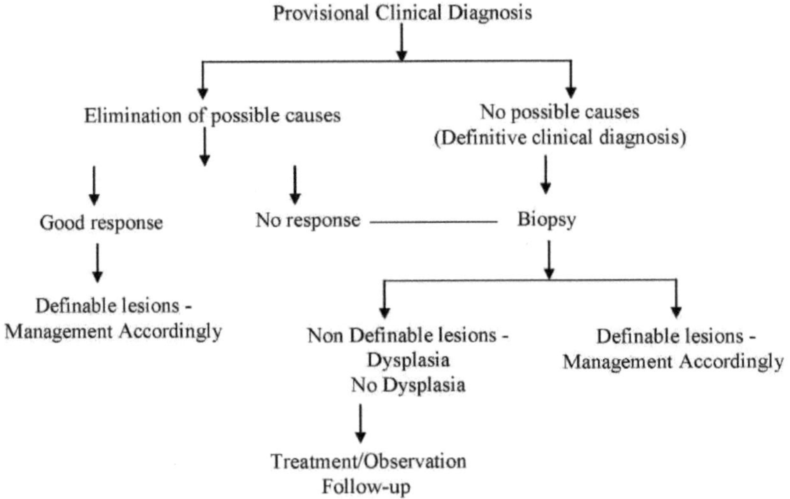

CAPÍTULO 7: MANEJO DA LEUCOPLASIA ORAL

A leucoplasia oral é uma lesão com um risco aumentado de transformação maligna. Portanto, tem maiores implicações no tratamento desta doença. Como tabaco e álcool são fatores etiológicos bem conhecidos para o desenvolvimento da leucoplasia oral, medidas como o aconselhamento de pacientes para a parada completa do hábito de mastigar tabaco devem ser feitas. Todos os fatores locais e predisponentes devem ser identificados e removidos. Os agentes antifúngicos tópicos devem ser administrados durante 2 semanas e deve ser marcada uma consulta para que o paciente retorne para avaliação de acompanhamento no final do período. A biópsia deve ser planejada para a próxima visita, caso não ocorra resolução significativa da lesão. O aumento do tamanho da lesão ou mudança na aparência indica necessidade de exame histológico. Alterações displásicas indicam remoção cirúrgica e acompanhamento a longo prazo. [8,21]

O tratamento para a leucoplasia oral é dividido em 2 tipos, principalmente

Gestão conservadora e cirúrgica

O **manejo conservador** oferece efeitos adversos mínimos aos pacientes, especialmente para pacientes com Leucoplasia Oral generalizada que envolve uma grande área da mucosa oral ou pacientes com problemas médicos e, conseqüentemente, altos riscos cirúrgicos. Além disso, as potenciais vantagens do tratamento não cirúrgico da OL incluem a fácil aplicação e o custo relativamente baixo. [12]

A. GESTÃO CONSERVADORA DA LEUCOPLASIA ORAL

1. Beta-caroteno

O betacaroteno é um precursor da vitamina A. [55,56] É um carotenóide comumente encontrado em vegetais verde escuro, laranja ou amarelado, como espinafres, cenouras, batata-doce, manga, mamão e laranjas. [57] Os potenciais benefícios e efeitos protetores contra o câncer estão relacionados à sua ação antioxidante. [56] Esta função é realizada através de uma ligação entre o beta-caroteno e o oxigênio, que é uma molécula reativa instável, diminuindo assim os efeitos prejudiciais dos radicais livres. [57]

Toma *et al.* (1992) [58] avaliaram 23 pacientes com OL e deram beta-caroteno, em doses orais de 90 mg/dia, por três ciclos de 3 meses. Observaram que 8 pacientes tinham resposta objetiva,6 pacientes tinham resposta completa e 2 tinham resposta parcial. Não foram detectados sinais clínicos significativos de toxicidade em nenhum dos pacientes. Eles concluíram que o betacaroteno tem eficácia justa no tratamento da leucoplasia oral, mas são necessários estudos clínicos mais controlados para confirmação posterior.

Liede *et al.* (1998) [59] avaliaram o efeito da suplementação com beta-caroteno nas lesões da mucosa oral dos fumantes. Eles incluíram um total de 409 fumantes masculinos, entre 55-74 anos de idade, que receberam alfa-tocoferol 50 mg por dia ou beta-caroteno 20 mg por dia, ou ambas as cápsulas ou placebo. Eles obtiveram exame clínico da mucosa oral, exame histológico das lesões mostrando leucoplasia e exame citológico do epitélio vestibular. Não observaram diferenças estatisticamente significativas entre os grupos de estudo tanto na prevalência de lesões da mucosa oral quanto nas células do epitélio não queratinizado.

A leucoplasia esteve presente em 24 (5,9%) pacientes e 7 lesões apresentaram displasia, concluindo que o presente estudo sobre saúde bucal não suporta a hipótese de que a suplementação com beta-caroteno tenha um papel essencial na prevenção das alterações da mucosa oral dos fumantes. Embora não existam diferenças significativas entre os grupos de estudo quanto à prevalência de alterações da mucosa oral entre os grupos de tratamento, isso não exclui a possibilidade de que o beta-caroteno possa prevenir a leucoplasia oral.

Garewal et *al.* (1990)[60] examinaram 24 pacientes com OL e beta-caroteno, que foram administrados na dose de 30 mg/dia durante seis meses. As respostas foram avaliadas clinicamente através de avaliação mensal com medidas de lesão e fotografias. O autor observou que apenas 2 pacientes (8,3%) apresentaram uma resposta clínica completa, enquanto 15 pacientes (62,5%) tiveram uma resposta clínica parcial. Não houve toxicidade significativa que exigisse a descontinuação do medicamento ou a redução da dose. Concluíram ainda que o beta-caroteno é um excelente candidato para a quimioprevenção do câncer oral.

Garewal et *al.* (1999)[61] avaliaram 50 pacientes com Leucoplasia Oral tratada com beta-caroteno na dose de 60 mg / dia durante seis meses. Aos 6 meses, 26 sujeitos (52%) tiveram uma resposta clínica. Vinte e três dos 26 respondedores completaram a segunda fase, aleatorizada. Apenas 2 (18%) dos pacientes do grupo do beta-caroteno e 2 (17%) dos 12 pacientes do grupo placebo tiveram uma recidiva. Biópsias de linha de base foram realizadas em todos os pacientes, estando a displasia presente em 19 (38%) dos 50 pacientes avaliados. Uma segunda biópsia foi obtida aos 6 meses em 23 pacientes. Não houve alteração no grau de displasia em 14, sem melhora de pelo menos um grau em nove (39%). Os níveis de beta-caroteno foram medidos em células plasmáticas e da cavidade oral e o aumento acentuado ocorreu durante 6 meses. Eles concluíram que a eficácia do betacaroteno em pacientes com leucoplasia oral foi confirmada e as respostas produzidas foram duráveis por 1 ano.

2. Vitamina A

A suplementação com retinóides para o tratamento da OL começou na década de 1960. Os retinóides interagem com os receptores de superfície e penetram na célula. Eles são metabolizados e transportados para o núcleo através de várias proteínas. Vários processos são influenciados pelos retinóides, como a produção de queratina, a expressão de fatores de crescimento e quinases, oncogênese, apoptose, produção de matriz colágena, respostas imunes e inflamatórias, diferenciação celular, morfogênese embrionária e carcinogênese. [55, 56, 57]

Shah et *al.* (1983) [62] examinaram 16 pacientes com OL, dando 13 PCR durante seis meses. Eles deram 3 mg/dia a 3 pacientes, 5 mg/dia a 8 pacientes, e 10 mg/dia a 5 pacientes e observaram que no total 11 pacientes completaram o estudo e 3 tiveram respostas clínicas completas (2 a 10 mg/dia e 1 a 5 mg/dia), enquanto recidiva foi observada em dois desses três pacientes.

Stich et *al.* (1988) [63] realizaram um estudo em pacientes com OL e os distribuíram em dois grupos: um recebendo 2.00.000 UI de vitamina A por semana (n = 21) e o outro recebendo cápsulas de placebo (n = 33) por seis meses. A remissão completa foi observada em 57% dos pacientes que receberam vitamina A. As doses administradas de vitamina A não produziram nenhum efeito adverso detectável durante o período do estudo. No grupo de placebo, 7 pacientes (21%) formaram nova OL; enquanto que nenhuma nova OL se desenvolveu no grupo da vitamina A durante os 6 meses.

Toma ***et al.*** **(1992)** [64] conduziram um estudo em 16 pacientes com OL e administraram ácido 13-cisretinóico. Inicialmente foram administrados 0,2 mg/kg/dia por três meses e posteriormente foi aumentado em 0,2 mg/kg/dia, em ciclos sucessivos de três meses. A dose máxima administrada foi de 1,0 mg/kg/dia. 14 pacientes completaram o estudo e houve uma resposta completa obtida a 0,4 mg / kg / dia. Após a interrupção do tratamento com ácido retinóico, os pacientes foram monitorizados durante 12 meses e 2 pacientes apresentaram regressão das respostas após seis e nove meses.

Gorsky ***et al.*** **(1999)**[65] avaliaram o uso de ácido retinóico tópico em 26 pacientes com OL. Os pacientes foram monitorados por 23 meses e 10 pacientes tiveram uma resposta clínica parcial e nenhum teve biópsias pré e pós-tratamento, e o grau médio das características histológicas não se alterou. 27% dos pacientes tiveram uma remissão clínica completa. A recorrência da OL foi observada em aproximadamente 40% dos pacientes após sua aplicação e assim concluíram que o uso tópico de vitamina A mostrou um efeito limitado no tratamento da OL.

Scardina ***et al.*** **(2006)** [66] avaliaram a eficácia da isotretinoína no tratamento da Leucoplasia Oral. Foram incluídos no estudo um total de 40 pacientes com diagnóstico estabelecido de OL. Os pacientes foram divididos aleatoriamente em dois grupos e a droga foi administrada topicamente em concentrações de 0,05% e 0,18%. O medicamento foi aplicado duas vezes ao dia durante 3 meses consecutivos; depois foi suspenso por 1 mês, e a amostra da biópsia foi repetida para o acompanhamento histológico. A maior concentração do medicamento, segundo o mesmo protocolo, foi administrada a pacientes que não se beneficiaram da menor concentração. Observaram uma redução significativa das lesões (85%), não tendo sido documentadas reações adversas tópicas ou sistêmicas com concentração de 0,18%. Foi observada uma redução significativa da agressividade da doença e o desaparecimento de fenômenos displásicos histológicos. Concluíram que o protocolo terapêutico proposto foi eficaz para a leucoplasia oral altamente ativa com fenômenos displásicos e, portanto, com maior risco de progressão maligna.

3. a-Tocoferol (Vitamina E)

É a forma mais ativa de vitamina E. É encontrada no óleo vegetal, margarina e folhas verdes. Tem capacidade de proliferação antitumoral, bem como função de catador de radicais livres para prevenir a peroxidação lipídica dos ácidos gordos polinsaturados. [67]

Benner *et al.*(1993)[68] observaram que entre 43 pacientes com leucoplasia oral que tomaram vitamina E duas vezes ao dia durante 24 semanas tiveram resposta clínica de 46% e resposta histológica de 21% e o tratamento foi bem tolerado, com boa adesão sem qualquer toxicidade superior ao grau 2.

Kaugars *et al.* (1994)[69] conduziram um ensaio clínico entre 79 pacientes de leucoplasia oral que receberam 30 mg de beta-caroteno, 1000 mg de ácido ascórbico e

800 UI de alfa-tocoferol por dia durante 9 meses e afirmaram que as combinações antioxidantes provaram ser eficazes com resolução clínica máxima de 55,7% de pacientes.

Por outro lado, **Miller *et al.* (2005)** [70] analisaram uma meta-análise da relação dose-resposta entre a suplementação com vitamina E e a mortalidade total, usando dados de ensaios controlados aleatórios. Ele relatou que doses elevadas de suplementação com vitamina E (> 400 IU/d) podem aumentar a mortalidade por todas as causas e, portanto, devem ser evitadas.

4. Vitamina C

A vitamina C também é chamada de ácido L-ascórbico (L-AA) e é encontrada em frutas cítricas, como morangos, laranjas, cal, kiwi, tem propriedades antioxidantes que reagem com o superóxido liberado durante o processo metabólico normal. A inativação do superóxido inibe a formação de nitrosaminas durante a digestão da proteína e bloqueia os danos do DNA e das proteínas celulares. [71, 72]

Tuovinen *et al.* (1992) [73] avaliaram a presença de lesões da mucosa oral em indivíduos com baixos níveis de L-AA no plasma, em comparação com os controles. Sujeitos com baixos níveis plasmáticos de L-AA <25 umol/l formaram o grupo de estudo e indivíduos com níveis normais de L-AA (>50 umol/l) formaram o grupo controle. As lesões da mucosa oral em todos os sujeitos foram definidas clinicamente como petéquias, OL, e lesões liquenóides. Houve uma diferença estatisticamente significativa entre os grupos apenas para OL, onde a prevalência de OL foi maior quando o tabagismo foi combinado com deficiência de L-AA.

Em estudo conduzido por **Barth *et al* (1997)**[74],24 pacientes com OL foram tratados com uma associação de beta-caroteno, vitamina E e L-AA, e um aumento foi observado na reversão da displasia da mucosa oral. Em 97,5% dos pacientes, as displasias foram diminuídas pelo uso de combinações de antioxidantes. A reversão das alterações displásicas da mucosa oral foi mais evidente nos pacientes que usaram vitaminas antioxidantes que pararam de fumar e ingeriram álcool. Não há estudos sobre a eficácia do uso de L-AA sozinho para o tratamento com OL.

5. Fenretinida

O composto N- (4-hidroxifenil) retinamida, também conhecido como fenretinida (4-HPR), foi sintetizado nos Estados Unidos em 1960. Este composto é semelhante à vitamina A e é utilizado para o tratamento quimioterápico preventivo de várias doenças. [56]

Tradati *et al.* (1994) [75] avaliaram 8 pacientes com Leucoplasia Oral tratados com 4-HPR, por aplicação tópica duas vezes ao dia durante 30 dias e observaram remissão completa em dois pacientes com OL após um mês de terapia, enquanto outros 6 pacientes tiveram uma resposta superior a 75%, sem efeitos colaterais locais ou distantes.

Lipmann *et. al.* (2006)[76]Um estudo fase II de 4-HPR (200 mg/dia) foi realizado por 3 meses em pacientes com Leucoplasia Oral que não responderam ou que responderam e depois recaíram no tratamento anterior com retinóides naturais. Dos 35 pacientes com OL retinóides resistentes, nenhum paciente teve respostas completas e 12 (34,3%) tiveram respostas parciais à 4-HPR. Nove pacientes tiveram respostas clínicas dentro de 9 meses após a parada da 4-HPR. A toxicidade foi mínima e a complacência foi excelente. O uso sistêmico de 4-HPR com 200 mg/dia por 3 meses em 35 pacientes demonstrou resolução clínica parcial da OL de 12 pacientes.

6. Bleomicina

A bleomicina é um antibiótico derivado de glicopeptídeos preparado a partir de estreptomicetos. A ação bioquímica da bleomicina é explicada através de uma seqüência de clivagem oxidativa seletiva dos materiais genéticos como DNA e RNA com a presença do oxigênio. Ela ajuda na degradação oxidativa do RNA celular e no bloqueio da síntese do DNA. É uma droga citotóxica utilizada para o carcinoma escamoso das células da cabeça e pescoço, pele e esôfago. [77]

Hammersley *et al.* (1985)[78] avaliaram 8 pacientes com OL tratados com aplicação diária de uma solução de 0,5% de sulfato de bleomicina em dimetil sulfóxido (DMSO) e observaram que após 12 a 15 aplicações, a mancha branca descascada e a superfície bruta resultante foi epitelizada nos 14 dias seguintes. Biópsias repetidas mostraram uma melhora significativa na histologia com redução da displasia e queratinização.

Malmstrom *et al.* (1988)[79] afirmaram que as alterações clinicamente visíveis podem ser apreciadas apenas três meses após a aplicação da bleomicina, mas uma vez que as lesões desaparecem, a taxa de recorrência é menor do que a dos casos que foram tratados cirurgicamente.

Resultados semelhantes foram relatados por estudos realizados por **Epstein *et al.* (1994)** [80].

Epstein *et al.* (1998) [81] avaliaram o uso de bleomicina tópica a 1% em DMSO para o tratamento da OL displásica. A bleomicina foi aplicada uma vez ao dia, durante 14 dias consecutivos, nas lesões da mucosa oral em 19 pacientes. Ela foi bem tolerada com pequenas reações da mucosa. Biópsias pós tratamento imediatas mostraram que 75% dos pacientes tinham resolução de displasia. Noventa e quatro por cento dos pacientes alcançaram resolução clínica menos parcial. Após um período médio de seguimento de 3,4 anos, 31,6% dos pacientes não apresentavam lesões clinicamente visíveis e em 2 pacientes (11%) foi observada transformação maligna.

7. Terapia fotodinâmica

A terapia fotodinâmica (PDT) é um método não invasivo para o tratamento de potenciais lesões malignas. O princípio da PDT é uma reação fotoquímica não térmica, que requer a presença simultânea de um fotossensibilizador, oxigênio e luz visível. Após um período para permitir que o fotossensibilizador se recolha no tecido alvo, o fotossensibilizador é activado pela exposição à luz visível de baixa potência de um - comprimento de onda específico do fármaco. Principalmente, a fonte de luz consiste num laser de diodo portátil e a luz é transmitida através de fibras laser para o tumor ou para dentro dele. A iluminação do tumor pela luz no comprimento de onda activado resulta na destruição das células por um processo oxidativo sem radicais livres. Estas espécies reativas de oxigênio podem danificar componentes celulares cruciais, tais como proteínas estruturais, enzimas, DNA e fosfolipídios. O PDT é uma reação fotoquímica a frio, e os agentes fotossensibilizadores são de toxicidade sistêmica inerentemente baixa. O dano PDT cura principalmente por regeneração e não por cicatrizes. [82, 83, 84]

Sieron *et al.* (2003) [85] relataram 5 pacientes com leucoplasia oral tratados com ALA tópico 10% sobre a lesão seguida por laser de argônio (635 nm 100-250 J / cm2). 4 em cada 5 pacientes responderam completamente. Em 1 paciente, houve recidiva após seis meses, porém, após duas sessões adicionais, as lesões desapareceram completamente. O mesmo autor observou a resposta terapêutica à TDP em 12 pacientes de OL tratados topicamente com 10% de ALA, ativada por laser a 635 nm e 100 J / cm2 por sessão durante seis a oito sessões mostrou uma resposta completa em 10 casos (83%) e 1 recidiva foi relatada após seis meses de controle.

Chen *et al.* (2005) [86] trataram 24 pacientes com OL usando 20% de ALA-PDT, uma vez por semana; outros 24 pacientes usaram 20% de ALAPDT duas vezes por semana. No outro grupo, 8 pacientes responderam completamente ao tratamento, 16 responderam parcialmente e nove não responderam. Todos os pacientes do grupo, duas vezes por semana, responderam significativamente melhor do que os tratados apenas uma vez por semana. A partir de estudos com PDT, ALA tópica em concentrações de 10 a 20%, pode-se observar que a resolução clínica da OL está em 25% a 80% dos casos.

No estudo conduzido por **Kubler *et al.* (2005)**[87], 20 pacientes OL foram tratados com PDT usando ALA tópico 20%, seguido da aplicação de luz a 630 nm, 100 W/cm2 e 100 J/cm2. Após 3 meses, 5 pacientes responderam completamente ao tratamento, 4 responderam parcialmente, 3 pacientes não responderam e 1 teve uma resposta parcial sendo submetido a um tratamento adicional, o que resultou no desaparecimento da lesão. Nenhuma recidiva foi observada em nove meses após o tratamento.

8. Chá verde

O galato de epigalocatequina (EGCG) é um importante polifenol encontrado no chá verde (Camellia sinensis). Possui propriedades antioxidantes, anti inflamatórias e quimio-preventivas. É eficaz na redução do acúmulo de radicais livres, induzindo a produção de superóxido dismutase, um catador de radicais livres. Inibe a formação de agentes mutagénicos de forma dose dependente e reduz a peroxidação lipídica. Assim, age como um inibidor no início da carcinogênese. [67]

Khalif *et al.* (1998) [88] relataram que o extrato do chá verde tem mostrado ter um papel quimiopreventivo ou inibitório no tratamento da leucoplasia oral.

Li *et al.* (1999)[89] conduziram um estudo duplamente cego e controlado por placebo em 59 pacientes com leucoplasia oral, e observaram que a administração oral e tópica com mistura de chá preto e verde resultou em regressão parcial da lesão em 37,9% dos pacientes tratados em comparação com a do controle por placebo. O tratamento reduziu a proliferação celular e a taxa de aberração cromossômica nos linfócitos do sangue periférico.

9. Curcumina

O rizoma de curcuma longa contém curcumina, um pigmento fitopolifenólico com propriedades anti-inflamatórias, antioxidantes, antimicrobianas, imunomoduladoras e antitumorais, conhecido por suprimir a iniciação e promoção do tumor. Pode actuar como agente anti-proliferativo, interrompendo o ciclo celular, perturbando as estruturas do fuso mitótico e induzindo apoptose e micronucleação. [90]

Cheng ***et al.*** **(2001)** [91] avaliaram o efeito da curcumina em pacientes com leucoplasia oral. Neste estudo, a curcumina foi tomada por via oral durante 3 meses. A biópsia dos locais da lesão foi feita imediatamente antes e 3 meses após o início do tratamento com curcumina. A melhora histológica foi observada em dois dos sete pacientes com leucoplasia oral.

Kuriakose ***et al.*** **(2016)**[92] avaliaram a eficácia da curcumina, um potente inibidor das moléculas de NF-κB/COX-2 perturbadas na carcinogênese oral, para tratar a leucoplasia e observaram que a resposta clínica e histológica combinada indicou uma resposta significativa com curcumina 3,6 g por 6 meses.resultados semelhantes foram relatados por **Rai** ***et al.*** **(2010)**[93].

B) TRATAMENTO CIRÚRGICO DA LEUCOPLASIA ORAL

1. Cirurgia convencional

Refere-se à excisão do bisturi da lesão. Pode não ser viável para lesões extensas ou em determinados locais anatómicos. A morbidade da cirurgia associada torna-a menos apelativa para lesões extensas. O uso do bisturi pode induzir amplas áreas de mucosa denudada com alterações cicatriciais desfavoráveis e alterações funcionais secundárias como seqüelas cirúrgicas. [94]

2. Crioterapia

A crioterapia é um método que destrói localmente os tecidos lesionais através do congelamento in situ. Tem várias vantagens, incluindo o tratamento sem sangue, uma incidência muito baixa de infecções secundárias e uma relativa falta de cicatrizes e dor. Pode ser realizado com um sistema fechado ou aberto. A crioterapia em sistema fechado oferece um maior grau de controle de temperatura, mas requer equipamento complexo, delicado e caro. É realizada por contato direto da crioproteína sobre a superfície lesional. Devido à pequena e plana área de contato da extremidade da criopatia, ela é adequada para o tratamento de lesões orais uniformes e de superfície lisa com menos de 1 cm de diâmetro. A crioterapia de sistema aberto envolve a aplicação directa da criogenia na lesão com um cotonete ou um aparelho de spray portátil. [95]

Miller *et al.* (1969)[96] utilizaram um único spray de nitrogênio líquido por 45-60 segundos para tratar lesões OL no palato duro, palato mole e mucosa bucal; todas as lesões OL foram eliminadas com sucesso após o tratamento.

Goode *et al.* (1971)[97] utilizaram spray de nitrogênio líquido para tratar lesões de OL em 20 pacientes e observaram regressão completa de todas as lesões de OL após um a quatro tratamentos.

Leopard *et al.* (1975)[98] utilizaram crioterapia de sistema fechado com dois ciclos consecutivos de descongelamento por congelamento de até 1,5 minutos para tratar mais de 40 lesões OL em um período de 3 anos; apenas duas lesões OL extensas e de longo prazo falharam em responder.

Bekke *et. al.* (1979) [99] utilizaram crioterapia com crioproteína para tratar 35 lesões OL em 24 pacientes; todas as lesões mostraram regressão completa após um a quatro tratamentos.

3. Cirurgia a laser

O laser CO2 é utilizado para tratar lesões orais e pré-malignas benignas como a OL. O tratamento da OL com laser CO2 pode ser melhor obtido por ablação ou vaporização da lesão. A ablação é feita no modo desfocado e é conseguida afastando o laser do tecido e para além do seu comprimento focal. Reduz a potência e profundidade de penetração do raio laser (200-400 lm por passagem), e limita a destruição ao epitélio, resultando em menor dor, inchaço e cicatrização com melhor recuperação da propriedade elástica do tecido. Como alternativa, a vaporização do laser de CO2 (1=10,6 pm, onda contínua, desfocado) é um procedimento estabelecido e em uso há mais de 35 anos, sendo esta técnica comprovadamente muito eficaz, estando associada a menores taxas de recorrência. [100]

CAPÍTULO 8: O LICOPENO E O SEU PAPEL NA LEUCOPLASIA ORAL

LYCOPENE

Entre todos os carotenóides dietéticos, o licopeno é um dos mais potentes antioxidantes naturais e abundantemente presentes. É uma vitamina não-profissional encontrada no tomate e nos produtos transformados à base de tomate. Possui características estruturais e químicas únicas que contribuem para as propriedades biológicas específicas e para as actividades farmacológicas. [101]

Fontes dietéticas de licopeno incluem tomates, melancia, goiaba rosa, damasco, toranja rosa. [101]

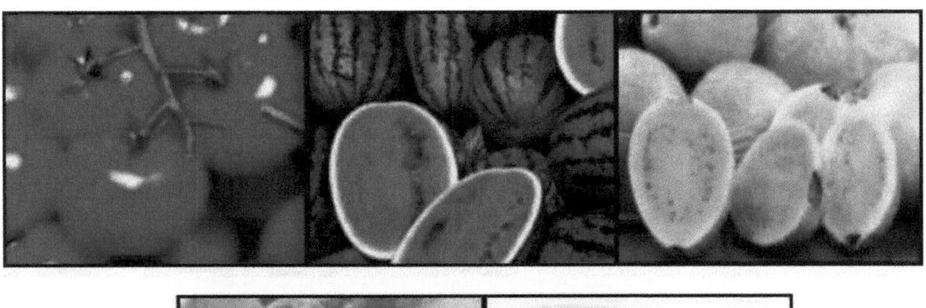

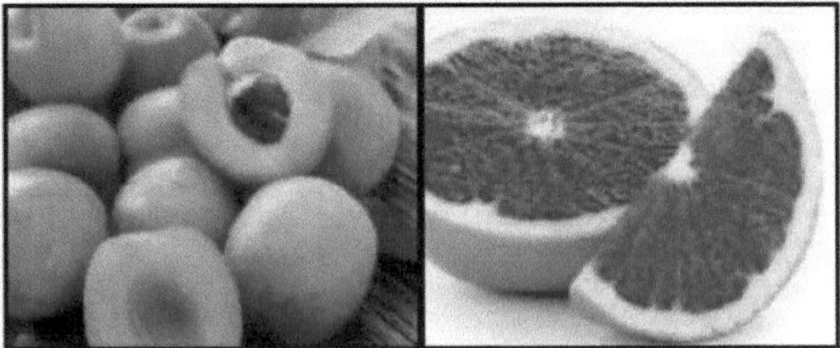

Fig nº 8

Química: O licopeno tem 40 átomos de carbono, hidrocarboneto de cadeia aberta contendo 11 ligações conjugadas e 2 ligações duplas não conjugadas. [102]

Estrutura do licopeno. [103]

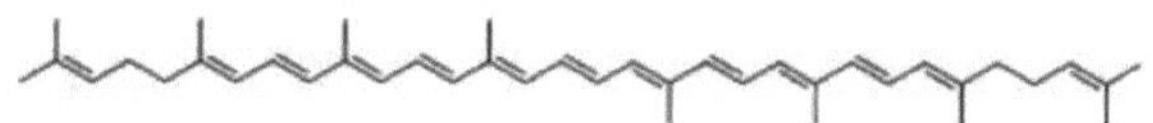

Fórmula Molecular - $C40H56$

Peso molecular - 536,85daltons.

Chemical Abstract Service Registry Number - 50265-8

Tabela 1: Fontes dietéticas de licopeno[104]

Source	ug/g wet weight
Raw tomato	8.8 - 42
Tomato juice	86 - 100
Tomato sauce	63 - 131
Tomato ketchup	124
Watermelon	23 – 72
Pink grapefruit	3.6 – 34
Pink guava	54
Papaya	20 – 53
Apricot	< 0.1

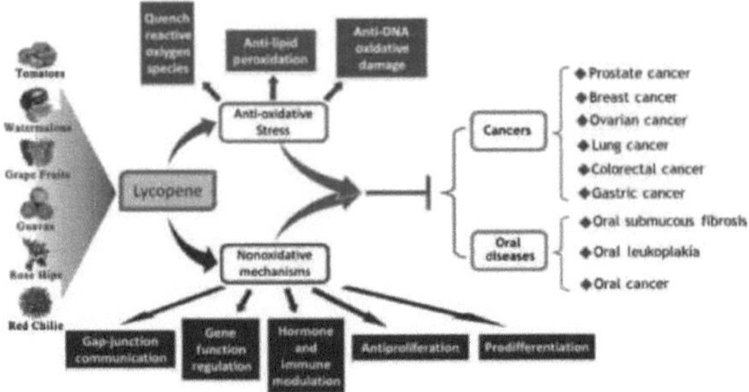

Mecanismo de ação do licopeno

As espécies reativas de oxigênio (ROS) causam estresse oxidativo que pode resultar em danos a macromoléculas como proteínas, carboidratos, lipídios, DNA e é provável que esteja envolvido em carcinogênese. O licopeno, sendo um supressor de oxigênio único e um necrófago de radicais livres, é capaz de agir contra o estresse oxidativo. A capacidade de têmpera de um carotenóide depende principalmente do número de ligações duplas conjugadas, que tornam o licopeno um dos antioxidantes mais eficientes. Sua capacidade de têmpera do oxigênio é duas vezes maior que a do betacaroteno e dez vezes maior que a da vitamina E [105.106].

A atividade antioxidante do licopeno é responsável pela inativação e atenuação dos radicais livres, que é iniciada a peroxidação dos bylipídios, e assim evita danos aos tecidos. [107] A potencial mutação que pode estar associada à cancerização pode ser prevenida pela capacidade do licopeno de aquecer o oxigênio para proteger contra danos oxidativos do DNA in vitro e in vivo. [108]

Os mecanismos anticarcinogênicos de ação do licopeno também incluem [108].

- Aumento da comunicação Gap-junction (GJC)
- Antiproliferação
- Prodiferenciação
- Indução de apoptose
- Modulação de enzimas carcinogenmetabolizantes
- Modulação da função imunológica.

A comunicação entre células é considerada como um dos mecanismos de proteção contra a cancerização. A ausência de GJC tem sido observada como relacionada a muitos tumores humanos, enquanto a restauração ou upregulação da GJC está associada à diminuição da proliferação de células tumorais, estabilizando o produto do gene connexin 43, essencial para a comunicação da junção de fendas.

As atividades antiproliferativas e de prodifferenciação inibem a proliferação de vários tipos de células cancerígenas, incluindo as de mama, pulmão e endométrio. Tem função anti-inflamatória e imunológica. Em estudos com animais, tem melhorado a resposta imunológica aumentando as células T auxiliares e normalizando a diferenciação das células T intra-athymic causadas pela tumorogênese.

Em um dos estudos de corte transversal in vivo, a presença de uma resposta de fase aguda da inflamação foi associada à diminuição das concentrações séricas de albumina e de pré-albumina de ligação à tiroxina e ao aumento significativo do cobre e do fibrinogênio. Além disso, houve uma diminuição significativa nas concentrações plasmáticas de licopeno e beta-caroteno. Esta fase da inflamação foi então reduzida com suplementos de licopeno.

A apoptose ajuda a manter a saúde, eliminando células insalubres, em excesso ou anormais. As células danificadas que não sofrem de apoptose podem transformar-se em células malignas. Vários estudos in vitro com linhas celulares derivadas de diferentes tecidos cancerosos humanos indicaram que o licopeno pode promover a apoptose nas células e, portanto, pode ter potencial como um agente quimioterápico.

Revisão da literatura sobre licopeno

Gupta *et al.* (1998)[109] utilizaram um questionário de frequência alimentar administrado por entrevistadores para estimar a relação entre a ingestão de nutrientes e as prevalências da leucoplasia oral e observaram que o consumo de tomate, que é a principal fonte de licopeno, tem o efeito mais protector da leucoplasia oral entre todos os factores dietéticos.

Cowan *et al.* (1999) [110] relataram que o status antioxidante de um indivíduo é considerado importante no desenvolvimento de lesões orais potencialmente malignas (PMOL) e de carcinoma escamoso de células escamosas orais (OSCC). Eles observaram níveis significativamente menores de a-caroteno tecidual e p-caroteno plasmático em fumantes do que em não fumantes. Em comparação com o betacaroteno, relativamente menos trabalho foi realizado na relação entre licopeno ou alfa-caroteno, e câncer. Sua concentração plasmática e tecidual é semelhante ou ligeiramente maior que a do beta-caroteno. Eles afirmaram que níveis reduzidos de licopeno têm sido associados a um aumento do risco de câncer em estudos epidemiológicos, embora até agora não tenha havido estudos de longo prazo realizados com o efeito da suplementação com licopeno.

Giovannucci *et al.* (1999) [111] revisaram a literatura de 72 estudos baseados em tomates e seus produtos e licopeno. Observaram que entre 72 estudos identificados,57 relataram associações inversas entre a ingestão de tomate ou nível de licopeno sanguíneo e o risco de câncer em um local anatômico definido. Destes, 35 associações inversas foram estatisticamente significativas. Nenhum estudo indicou que o maior consumo de tomate ou o nível de licopeno sanguíneo aumente o risco de cancro em qualquer um dos locais investigados. Os dados disponíveis para estes estudos foram provenientes de estudos observacionais, pelo que a relação de causa e efeito não pôde ser estabelecida definitivamente. Diz-se que o licopeno pode ser responsável ou contribuir para estes benefícios, mas esta possibilidade ainda não está comprovada e requer um estudo mais aprofundado. Existem muitos outros compostos potencialmente benéficos no tomate e, possivelmente, as interacções complexas entre múltiplos componentes podem contribuir para as propriedades anticancerígenas do tomate.

Weisburger JH *et al.* (1999) [112] afirmaram que a população da região mediterrânica com uma ingestão regular de produtos à base de tomate tem uma menor incidência de doenças crónicas. Eles observaram que a cocção é um fator de liberação dos desejáveis antioxidantes do tomate. Os produtos de tomate cozido podem ser preferíveis aos vegetais crus ou sucos derivados do tomate. A absorção do licopeno, que é um químico altamente lipídico solúvel, é melhorada de forma óptima na presença de uma pequena, mas essencial, quantidade de óleo ou gordura. Pesquisas na área de nutrição e saúde mostraram que óleos monossaturados como azeite de oliva ou óleo de canola são mais desejáveis, uma vez que tais óleos não aumentam o risco de aterosclerose, doença coronária, ou os cancros nutricionalmente ligados.

Stefani *et al.* (2000) [113] realizaram um estudo no período de 2 anos para observar a relação entre tomates, produtos à base de tomate, licopeno e cânceres do trato aerodigestivo superior (cavidade oral, faringe, laringe, esôfago). Os resultados obtidos mostraram que todos os alimentos que contêm tomate estavam inversamente associados ao risco de cancro do tracto aerodigestivo superior, onde o licopeno foi comprovadamente mais eficaz. Concluíram ainda que o licopeno é talvez o antioxidante mais eficaz entre os carotenóides, extinguindo o oxigénio simples e os radicais livres.

Nagao *et al.* (2000) [114] incluíram 48 pacientes com OL (38 homens e 10 mulheres) e avaliaram a relação entre OL para níveis séricos de retinol, alfatocoferol, zeaxantina e luteína, criptoxantina, licopeno, e alfa e betacarotenos. Os níveis séricos de licopeno e beta-caroteno, entre os 38 homens que sofriam de OL eram significativamente menores que os do grupo controle ($P < .005$). Eles sugeriram que a melhoria dos níveis de micronutrientes de beta-caroteno e licopeno em homens japoneses com alta frequência de hábito de fumar pode proteger contra o risco relativo de OL nesta população.

Heber D *et al.* (2002) [115] descreveram o mecanismo de ação do licopeno. Eles afirmaram que o licopeno pode inibir o crescimento de células cancerosas humanas ao interferir na sinalização do receptor do fator de crescimento e na progressão do ciclo celular. Identificaram um gene, a connexina 43, cuja expressão foi aumentada regulada pelo licopeno e permitiu a comunicação intercelular direta juncional (GJC). A combinação de baixas concentrações de licopeno com 1,25-dihidroxivitamina D3 exibiu um efeito sinérgico na proliferação e diferenciação celular e teve um efeito aditivo na progressão do ciclo celular na linha celular de leucemia promielocítica HL-60. A combinação de licopeno e luteína interagiu sinergicamente como antioxidantes, o que pode estar relacionado com o posicionamento específico de diferentes carotenóides nas membranas.A revisão também considera a solubilidade in vitro, comparação com doses obtidas em humanos por meios dietéticos, interações com outros fitoquímicos e outros mecanismos potenciais como a estimulação do metabolismo xenobiótico, inibição da colesterogênese, modulação das vias da ciclo-oxigenase e inibição da inflamação, sugerindo áreas para futuras pesquisas onde mais evidências eram necessárias sobre os efeitos do licopeno na etiologia da doença crônica.

Singh *et al.* (2004) [116] avaliaram a eficácia do licopeno no tratamento da leucoplasia oral, comparando seu efeito com placebo. No total, 58 pacientes com diagnóstico clínico e histológico de leucoplasia oral foram divididos aleatoriamente em 3 grupos e receberam 8mg, 4mg e placebo, respectivamente. O regime foi dado por 3 meses, enquanto que o acompanhamento foi feito por mais 2 meses. Mudanças significativas de reversão da displasia foram observadas com licopeno com maior eficiência para a dose de 8 mg. Também não foram observados efeitos colaterais ou toxicidade durante toda a duração da terapia. Assim, ele concluiu que o licopeno pode ser utilizado de forma eficaz e segura para o tratamento da leucoplasia oral.

Zakrzewska *et al.* (2005) [117] avaliaram a eficácia do licopeno no tratamento da leucoplasia oral, comparando seu efeito com placebo. No total, 58 pacientes com diagnóstico de leucoplasia oral foram divididos aleatoriamente em 3 grupos. Foram administrados 8 mg de licopeno oral em duas doses diárias (n = 20), 4 mg de licopeno oral em duas doses diárias (n = 18) e cápsulas de placebo (n = 18) por um período de 3 meses. O regime foi dado por 3 meses, enquanto o acompanhamento foi feito por mais 2 meses. Os pacientes que tomaram 4 mg de licopeno também responderam significativamente melhor do que os do grupo controle. Não houve diferença significativa nos pacientes que tomaram 8 mg de licopeno em comparação aos que tomaram 4 mg clinicamente em 5 meses de duração, concluindo que o licopeno pode ser utilizado de forma eficaz e segura para o tratamento da leucoplasia oral.

Kumar *et al.* (2007) [118] realizaram um estudo prospectivo randomizado e cego, controlado por placebo, para investigar a eficácia do licopeno no manejo do OSMF. Os pacientes do grupo experimental receberam 16 mg de licopeno com ou sem injeções quinzenais de esteróides intralesionais, enquanto os do grupo controle receberam um placebo. Os resultados mostraram que o licopeno isoladamente ou em combinação com injeções intralesionais de esteróides foi mais eficaz na melhoria da abertura bucal e na redução dos sintomas da sensação de queimação do que o tratamento com placebo. Além disso, não foram relatados casos de efeitos colaterais ou intolerância ao licopeno. Assim, eles concluíram que o licopeno foi visto como um medicamento eficaz, seguro e confiável no manejo do MSMF.

Rui Lu *et al.* (2011)[108] realizaram uma revisão sobre licopeno para resumir as características e seu potencial significado no desenvolvimento, prevenção e tratamento de lesões pré-malignas orais e câncer oral. Observa-se que o licopeno tem efeitos benéficos no manejo da fibrose submucosa oral e da leucoplasia oral. No entanto, são necessários mais estudos mecanicistas e ensaios randomizados controlados de grande tamanho de amostra para confirmar ainda mais estes efeitos e, eventualmente, fazer com que o licopeno seja utilizado na prevenção comunitária e no manejo rotineiro destas doenças, clinicamente.

Karemore *et al.* (2012) [119] compararam o efeito do licopeno antioxidante mais recente com um placebo, em conjunto com a cessação do hábito causal no tratamento do MSMF. Dos 92, 46 pacientes receberam licopeno (Lycored 8mg em duas doses divididas de 4mg cada) e os 46 restantes estavam em uso de placebo. Os pacientes foram examinados para alterações na abertura bucal e outros sintomas clínicos de MSMF durante três meses e foram acompanhados durante os dois meses seguintes. Eles observaram que o licopeno foi significativamente eficaz na melhora dos sinais e sintomas do MSMF. Foi eficaz na redução dos sinais objetivos do MSMF, como demonstrado pela melhora da abertura bucal máxima. Eles concluíram que os compostos de oxigênio reativos ou radicais livres foram implicados como um dos principais fatores prejudiciais para as condições pré-malignas e malignas. E concluíram que se trata de um potente antioxidante e promissor medicamento no manejo do MSMF.

Selvam *et al.* (2013) [120] avaliaram a eficácia da terapia com licopeno oral no manejo da fibrose submucosa oral. Quarenta e cinco pacientes com fibrose submucosa oral (grau III e IV) foram incluídos no estudo e foi administrado licopeno em cápsula (lycostar)16 mg/dia. A abertura bucal e a sensação de ardor foram registradas desde a linha de base até 6 semanas. Os casos foram acompanhados até 3 e 6 meses, tendo-se verificado um aumento significativo da abertura bucal em todos os pacientes. Concluíram ainda que o licopeno é eficaz para melhorar a abertura bucal e reduzir outros sintomas em pacientes com fibrose submucosa oral. Além disso, não foram observados efeitos colaterais com o seu uso.

Patel *et al.* (2014) [121] avaliaram a eficácia do licopeno em combinação com Vit. E e selênio, comparando seu efeito com placebo no tratamento da leucoplasia oral. No total, 41 pacientes foram incluídos no estudo. O grupo A, composto por 21 pacientes, recebeu uma combinação de 3 mg de licopeno, 200 UI de Vit. E e 100 mcg de selênio duas vezes ao dia e o grupo B, composto por 20 pacientes, recebeu cápsulas de placebo uma vez ao dia por um período de 3 meses. O acompanhamento pós-tratamento foi feito por três a quatro meses. Uma melhora estatística significativa foi observada clínica e histologicamente entre os pacientes que receberam licopeno em combinação com Vit E. e selênio. Assim, pode-se concluir que o licopeno em combinação com Vit. E e selênio é eficaz e seguro no manejo da leucoplasia oral.

Goswami *et al.* (2014)[122] compararam a eficácia da administração intraoral de vitamina B combinada com licopeno com acetonidase intralesional de triamcinolona combinada com hialuronidase e complexo oral de vitamina B com licopeno. Foram incluídos 80 pacientes de OSMF. Os pacientes foram divididos aleatoriamente em 2 grupos. Os pacientes do grupo A receberam administração oral de complexo de vitamina B, licopeno e triamcinolona tópica por 4 meses, enquanto o grupo B recebeu injeções semanais de triamcinolona intra-esional combinadas com hialuronidase por 8 semanas, juntamente com complexo de vitamina B, licopeno e triamcinolona tópica por 4 meses. O resultado do tratamento foi avaliado com base na melhora da abertura bucal, diminuição da sensação de queimação e cura da ulceração. Observaram que pacientes do grupo B que receberam injeções intralesionais de triamcinolona e hialuronidase junto com licopeno mostraram melhora no grau de trismo, bem como na sensação de ardor e ulceração em comparação ao grupo A que recebeu apenas licopeno antioxidante. Eles concluíram que o licopeno em combinação com a triamcenalona intralesional e a hialuronidase foi considerado eficaz e não apenas antioxidante.

Singh *et al.* (2014)[123] realizaram um estudo para avaliar a eficácia do licopeno no manejo da fibrose submucosa oral (FEMO) e comparar sua eficácia com as injeções de betametasona intralesional. Foram incluídos 40 pacientes com FEMO e divididos aleatoriamente em dois grupos. Os sujeitos do grupo I foram tratados com 10.000 mcg de licopeno (Lyconex) diariamente, em duas doses igualmente divididas, durante dois meses. Os sujeitos do grupo II receberam injeções intralesionais de betametasona. Os dois grupos foram avaliados em termos de abertura bucal e sensação de ardor. E encontraram uma melhora significativa na abertura bucal em ambos os grupos, mas a melhora foi melhor no grupo I. A melhora média da abertura bucal no grupo I foi de 37,62% (12 mm) no final do estudo, o que foi estatisticamente muito significativo e a avaliação semanal revelou que esta alta significância foi a partir da terceira semana, e os pacientes do grupo II (apenas esteróides intralesionais) apresentaram uma melhora média de 13% (3,9 mm) na visita final de seguimento. Eles concluíram que o licopeno (Lyconex) é melhor que as injeções intralesionais de betametasona, melhorando a abertura bucal e diminuindo a sensação de queimação.

Nayak *et al.* **(2015)**[124] conduziram um estudo para elucidar o papel do licopeno no tratamento da fibrose submucosa oral. Foram incluídos no estudo 72 pacientes de FEMO. Dos 72, 24 pacientes receberam licopeno, enquanto outros 24 receberam licopeno + Vitamina E e os 24 restantes estavam em uso de placebo. Os pacientes do grupo do licopeno receberam 8 mg de Lycopene por dia em duas doses divididas de 4 mg cada, segundo grupo com LYC-O-MATO soft gels, enquanto os pacientes do grupo placebo receberam comprimidos de placebo duas vezes por dia. Os pacientes foram examinados para alterações na abertura bucal e outros sintomas clínicos de OSMF durante três meses. Eles encontraram licopeno em combinação com vitamina E que era significativamente eficaz na melhoria dos sinais e sintomas do OSMF. Foi eficaz na redução dos sinais objetivos do MSMF, como demonstrado pela melhora da abertura máxima da boca, e redução da sensação de queimação, erosão/ ulceração. Concluíram ainda que o licopeno em combinação com vitamina E é uma droga altamente eficaz no manejo da fibrose submucosa oral e está provado que é uma droga segura e confiável.

Patil *et al.* **(2015)**[125] compararam a eficácia de dois antioxidantes, licopeno e aloe vera no manejo do OSMF. Eles incluíram no estudo um total de 120 pacientes com diagnóstico clínico patológico de OSMF. Eles foram divididos igualmente em 2 grupos. Aos pacientes do grupo A foram administrados 8mg de licopeno em duas doses divididas de 4mg diários e aos pacientes do grupo B foram administrados 5mg de gel de aloe vera para serem aplicados topicamente três vezes ao dia durante 3 meses. Observaram que a melhora clínica na abertura bucal e protrusão da língua foi significativa no grupo A ($P < 0,001$). Os sintomas subjetivos de sensação de ardor ($P = 0,007$), dor associada à lesão (P

= 0,005) e dificuldade de deglutição e fala (P = 0,003) melhoraram em ambos os grupos, mas foram insignificantes. Houve uma leve a moderada diminuição no tamanho da lesão. Assim, concluíram que o licopeno pode trazer melhorias clínicas significativas nos sintomas como abertura bucal e protrusão da língua em relação ao aloe vera.

Gupta ***et al.*** **(2015)**[126] reviram o papel do licopeno na prevenção de várias doenças orais. Eles afirmaram que os carotenóides estão entre os mais difundidos e importantes, especialmente devido às suas variadas funções. O licopeno, um pigmento vegetal vermelho, é encontrado no tomate, nos damascos, nas goiabas, nas melancias, nas papaias e nas toranjas cor-de-rosa, sendo o tomate o maior contribuinte para a ingestão alimentar dos seres humanos. Ele exibe maior capacidade de tingimento com oxigênio e é um agente corante alimentar útil devido à sua forte cor e não toxicidade. Além disso, desempenha um papel multifuncional como auxiliar não cirúrgico no tratamento de doenças orais como leucoplasia, fibrose submucosa oral, líquen plano, carcinoma espinocelular oral, e também previne a destruição dos tecidos periodontais.

Pratibha ***et al*** **(2016)**[127] compararam a segurança e eficácia do licopeno e do Levamisole no manejo do líquen plano oral. Eles incluíram um total de 50 pacientes OLP sintomáticos e os dividiram aleatoriamente em dois grupos (A e B). Aos pacientes do grupo A foram administrados licopeno 8mg/dia em duas doses divididas por 8 semanas e aos pacientes do grupo B foram administrados levamisole 50mg em três vezes ao dia durante 3 dias consecutivos, seguidos de nenhum medicamento nos quatro dias seguintes; durante 8 semanas. Os pacientes foram pontuados na linha de base, 2 semanas, 4 semanas e 8 semanas usando a Escala Visual Analógica (EVA) para os sintomas e a escala de Tel

Aviv San Francisco (TASF) para a resposta global ao tratamento. Observaram uma redução substancial da dor e sensação de ardor em ambos os grupos no final do tratamento. Um efeito terapêutico mais potente foi observado no grupo do licopeno. Especificamente, 18 dos 25 (72%) pacientes deste grupo apresentaram 50% ou mais de melhora, enquanto 12 dos 25 (48%) pacientes apresentaram 70100% de melhora. No grupo dos levamisole, 11 de 25 (44%) e 1 de 25 pacientes apresentaram 50% ou mais de melhora, e 70-100% de melhora. Não foram relatados efeitos adversos em nenhum dos grupos. Eles concluíram que tanto o licopeno quanto o levamisole foram considerados alternativas seguras e eficazes para o tratamento do líquen plano oral. O licopeno demonstrou um efeito terapêutico mais rápido e potente em relação ao levamisole.

Kushwaha *et al* (2017)[128] avaliaram e compararam a eficácia do licopeno e da prednisolona no manejo do líquen plano oral. Clinicamente e histopatologicamente comprovados pacientes com OLP sintomática foram inscritos e divididos em dois grupos. O grupo do licopeno recebeu licopeno oral 4 mg/dia (n=13) e o grupo da prednisolona recebeu prednisolona oral 40 mg/dia (n=15) durante oito semanas consecutivas. As avaliações foram feitas na linha de base e após 2, 4, 6 e 8 semanas de tratamento. Observaram que a redução da sensação de queimadura foi estatisticamente significativa após duas semanas de tratamento em ambos os grupos. Os escores de gravidade REU(Reticular, Eritemático e Ulceração) foram diminuídos em 74% (p=0,005) e 91% (p=0,001) nos grupos licopeno e prednisolona, respectivamente. A remissão completa (EI=100%) da lesão foi observada em dois (15,4%) pacientes tratados com licopeno e dez (66,7%) pacientes tratados com prednisolona. No entanto, o washigher da resposta global ao tratamento no grupo da prednisolona em comparação com o grupo do licopeno. Nas conclusões, a prednisolona foi considerada mais eficaz do que o licopeno no tratamento da OLP.

Singh *et al.* **(2017)**[129] avaliaram a eficácia do gel extraído de calêndula officinalis em comparação com o gel de licopeno no tratamento da leucoplasia oral. No total 60 pacientes de pacientes com diagnóstico clínico e histológico de leucoplasia oral foram divididos aleatoriamente em 2 grupos e foram distribuídos calendula officinalis extract gel e lycopene gel, respectivamente. A terapia foi instituída por 1 mês para avaliar a alteração do tamanho da lesão na linha de base e no pós-tratamento. Foi observada redução significativa no tamanho da lesão tanto no grupo I quanto no grupo 2, quando os resultados do pré e do pós tratamento foram comparados no mesmo grupo. Entretanto, nenhuma redução no tamanho da lesão foi observada quando a comparação entre os grupos foi feita. Portanto, concluiu-se que o gel de extrato de calêndula officinalis pode ser efetivamente utilizado como uma alternativa à modalidade de tratamento convencional.

Saran *et al.* **(2018)**[130] compararam a eficácia do licopeno e da curcumina em pacientes com diagnóstico clínico de OSMF. No total, 60 pacientes foram divididos aleatoriamente em dois grupos. Os pacientes do grupo A foram tratados com 4 mg de licopeno e os pacientes do grupo B receberam 300 mg de curcumina três vezes ao dia durante 3 meses. Ambos os grupos foram avaliados em termos de abertura bucal e sensação de ardor. Observaram sensação inicial de ardor de 65,83 ± 3,98% no grupo A e 62,33 ± 5,22% no grupo B. Após 3 meses, houve cessação completa da sensação de ardor em ambos os grupos. A sensação de queimadura entre os grupos foi estatisticamente não significativa (P > 0,05). No grupo A, a abertura média da boca na linha de base (1ª visita) observada foi de 3,17 ± 0,08 cm, que melhorou para 3,52 ± 0,07 cm após 3 meses do período de tratamento. No grupo B, a média de abertura bucal na linha de base (1ª consulta) observada foi de 3,32 ± 0,07 cm, que melhorou para 3,52 ± 0,08 cm após 3 meses do período de tratamento. A comparação intergrupal não revelou qualquer diferença estatisticamente significativa. Entretanto, na comparação intergrupal, a média de mudança percentual na abertura média da boca da 1ª visita para os intervalos de tempo subseqüentes ao longo do período foi encontrada como estatisticamente significativa (P < 0,05). O grupo A apresentou 11,1 ± 1,0% de melhora na média de abertura bucal e o grupo B apresentou 6,2 ± 0,4% de melhora na média de abertura bucal desde a 1ª visita até o período pós-tratamento. A variação da média de abertura bucal desde a 1ª consulta até o pós-tratamento no grupo A foi de 0,35 ± 0,14, e no grupo B, de 0,20 ± 0,09. Assim, concluíram que o licopeno é mais eficaz que a curcumina na melhora da abertura bucal e ambos os fármacos são igualmente eficazes na diminuição da sensação de queimação em pacientes com MSMF.

Patil *et al.* (2018) [131] compararam a eficácia do oxitardo e do licopeno no manejo da Fibrose Submucosa Oral.120 sujeitos com diagnóstico clinicopatológico de FEMO foram incluídos no estudo e divididos igualmente em 2 grupos, o grupo A recebeu 2 cápsulas de oxitardo duas vezes ao dia e o grupo B recebeu 8 mg de licopeno em 2 doses divididas de 4 mg por 3 meses. Encontraram melhora clínica na abertura bucal e protrusão da língua foi significativa no grupo A. Sintomas subjetivos de dor associados à lesão, dificuldade de deglutição e fala foram significativamente melhorados no grupo A. Entretanto, não houve melhora significativa na sensação de ardor entre os 2 grupos. E concluiu que as cápsulas oxitardas podem trazer melhorias clínicas significativas nos sintomas como abertura bucal, protrusão da língua, dificuldade de deglutição e fala e dor associada à lesão quando comparadas ao licopeno, melhorando assim a qualidade de vida dos indivíduos afetados.

Kushwaha *et al.* (2019)[132] avaliaram os efeitos clínicos do licopeno no manejo das lesões do líquen plano oral. No total, foram incluídos no estudo 13 pacientes com OLP sintomática comprovada por biópsia e receberam licopeno em cápsula 4 mg/dia por 8 semanas consecutivas. A avaliação foi feita às 0, 2, 4, 6 e 8 semanas do intervalo utilizando escores de sinal clínico de Thongprasom para registrar a melhora no sinal clínico e sintomas de lesões OLP. Observaram que na linha de base, o escore médio do sinal clínico de Thongprasom foi de 2,77 ± 1,74 que se tornou de 0,85 ± 0,37 (69%) após 8 semanas de tratamento com licopeno que foi estatisticamente significativo (P = 0,005). Observaram remissão completa das lesões em 2 pacientes, e remissão parcial em 11 pacientes. Concluíram ainda que o licopeno é um tratamento seguro, eficaz e confiável que produz uma melhora significativa nos sinais e sintomas dos pacientes com OLP, o que pode ser devido à sua atividade antioxidante e antiinflamatória.

Saawarn *et al.* (2019)[133] realizaram um estudo para avaliar a eficácia do licopeno sistêmico no manejo do líquen plano oral. No total 30 pacientes OLP sintomáticos, foram divididos aleatoriamente em dois grupos e foram administrados licopeno 8 mg/dia e um placebo idêntico, respectivamente, por 8 semanas consecutivas. A sensação de queimadura foi registrada a cada visita. Todos os pacientes do grupo A apresentaram 50% ou mais de benefício, com 11 (73,3%) pacientes apresentando

70-100% de alívio nos sinais e sintomas, enquanto no grupo placebo, 10 (66,7%) pacientes apresentaram 50% ou mais de benefício e apenas 4 (26,7%) pacientes apresentaram 70-100% de alívio nos sinais e sintomas. Concluíram, portanto, que o licopeno foi eficaz no manejo da OLP.

LICOPENO E O SEU PAPEL NA LEUCOPLASIA ORAL

A) DESENHO DO ESTUDO: Foram incluídos 4 estudos de controle aleatórios e 2 estudos de controle de casos baseados no tratamento da leucoplasia oral com licopeno.

MATERIAIS E MÉTODO

Esta revisão sistemática foi conduzida de acordo com os itens Preferred Reporting Items for Systematic Reviews e foi registrada no PROSPERO (International prospective register of systematic reviews) com CRD nos. 42020198588. Os critérios de seleção foram baseados no fluxograma de declarações PRISMA [Figura 1]. O total de noventa artigos permaneceu após a remoção das duplicatas e após revisão completa dos títulos e resumos. Assim, finalmente, trinta artigos de texto completo foram avaliados para elegibilidade, dos quais vinte e quatro foram excluídos por serem artigos de revisão, sem descrição detalhada sobre o método de intervenção, intervenções e resultados não especificados. Finalmente, foram selecionados os seis estudos restantes que preencheram os critérios de inclusão que incluem estudos controlados aleatórios onde o licopeno foi utilizado como intervenção da Leucoplasia Oral.

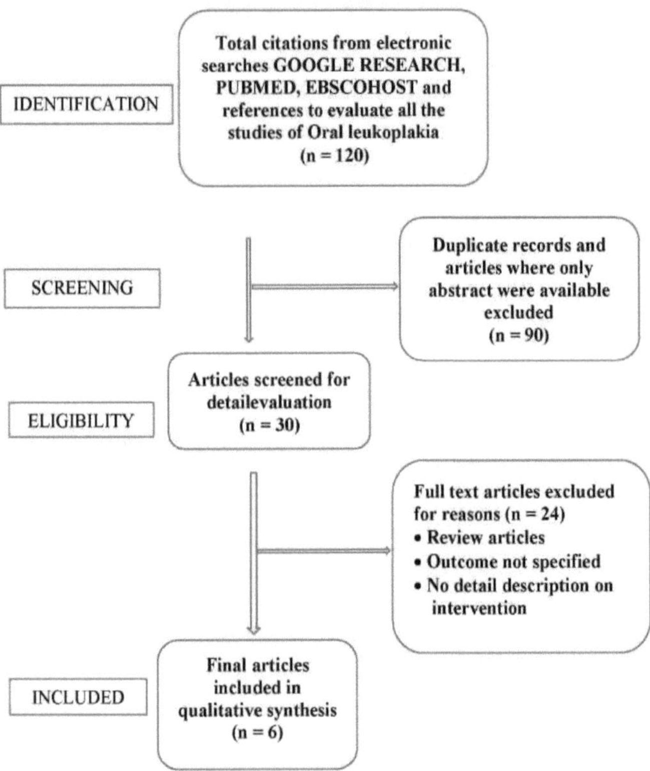

Fig : Fluxograma mostrando a pesquisa sistemática da literatura para a presente revisão

Critérios de Elegibilidade

Os critérios de elegibilidade foram baseados no PICOS (população, intervenção, comparadores e resultados e desenho do estudo) como se segue:

População: Foram incluídos no estudo os pacientes com idade acima de 18 anos, com leucoplasia oral de qualquer grupo étnico e socioeconômico.

Intervenção(ões), exposição(ões): Foram incluídos pacientes sob tratamento de administração sistêmica de licopeno dirigido sob interrupção do hábito, independentemente da duração e da dose para a qual o medicamento foi administrado.

Comparador(es)/controle: Comparação do licopeno com outros medicamentos e com placebo.

Resultado: Eficácia do licopeno sozinho ou em combinação com outros medicamentos no tratamento da Leucoplasia Oral com a interrupção do hábito. A melhora dos sintomas, se presentes.

Critérios de inclusão

- Estudo in vivo (RCT) e estudos de controle de casos.
- Humano
- Não serão colocados limites ao número de pacientes diagnosticados com leucoplasia.
- Serão incluídos estudos que tenham especificado sobre a restrição do hábito.
- Todos os TCRs serão incluídos independentemente do número de pacientes selecionados para o estudo, duração do estudo e dose de licopeno.

Critérios de exclusão

- Estudo in vitro

- Não-humano
- Adultos Sistemicamente Insalubres
- Relatos de casos
- Série de casos
- Estudos técnicos
- Estudos e revisões sobre animais
- Paciente com qualquer outro antioxidante

Estratégia de pesquisa

- Uma pesquisa bibliográfica exaustiva foi conduzida no PubMed para identificar artigos relevantes. Vocabulário controlado (termos MeSH no PubMed) e termos de texto livre nos títulos e/ou resumos foram usados para definir a estratégia de busca em todas as bases de dados.

- A estratégia de pesquisa desenvolvida para a PubMed foi como...

  Leucoplasia oral (MeSH),licopeno (MeSH)

Extracção de dados

As informações dos estudos incluídos foram coletadas por um dos revisores (TB) e um segundo (TP) cruzou, independentemente de todos os dados recuperados. Os seguintes dados foram sistematicamente coletados de cada estudo incluído: detalhes da publicação (autores, país e ano), características da amostra (tamanho da amostra), metodologia do estudo (droga usada, duração da droga administrada, condição experimental), características relacionadas aos resultados (achados relevantes), e resultados (valores de EA).

Os estudos incluídos na revisão são os seguintes.

Gupta *et al.* (1998)[109] utilizaram um questionário de frequência alimentar administrado por entrevistadores para estimar a relação entre a ingestão de nutrientes e as prevalências da leucoplasia oral e observaram que o consumo de tomate, que é a principal fonte de licopeno, tem o efeito mais protector da leucoplasia oral entre todos os factores dietéticos.

Nagao *et al.* (2000)[114] incluíram 48 pacientes com OL (38 homens e 10 mulheres) e avaliaram a relação entre OL para níveis séricos de retinol, alfatocoferol, zeaxantina e luteína, criptoxantina, licopeno, e alfa e betacarotenos. Os níveis séricos de licopeno e beta-caroteno, entre os 38 homens que sofriam de OL eram significativamente menores que os do grupo controle ($P < .005$). Eles sugeriram que a melhoria dos níveis de micronutrientes de beta-caroteno e licopeno em homens japoneses com alta frequência de hábito de fumar pode proteger contra o risco relativo de OL nesta população.

Singh *et al.* (2004)[116] avaliaram a eficácia do licopeno no tratamento da leucoplasia oral, comparando seu efeito com placebo. No total, 58 pacientes com diagnóstico clínico e histológico de leucoplasia oral foram divididos aleatoriamente em 3 grupos e receberam 8mg, 4mg e placebo, respectivamente. O regime foi dado por 3 meses, enquanto que o acompanhamento foi feito por mais 2 meses. Mudanças significativas de reversão da displasia foram observadas com licopeno com maior eficiência para a dose de 8 mg. Também não foram observados efeitos colaterais ou toxicidade durante toda a duração da terapia. Assim, ele concluiu que o licopeno pode ser utilizado de forma eficaz e segura para o tratamento da leucoplasia oral.

Zakrzewskaet *al.* (2005)[117] avaliou a eficácia do licopeno no tratamento da leucoplasia oral, comparando o seu efeito com placebo. No total, 58 pacientes com diagnóstico de leucoplasia oral foram divididos aleatoriamente em 3 grupos. Foram administrados 8 mg de licopeno oral em duas doses diárias (n = 20), 4 mg de licopeno oral em duas doses diárias (n = 18) e cápsulas de placebo (n = 18) por um período de 3 meses. O regime foi dado por 3 meses, enquanto o acompanhamento foi feito por mais 2 meses. Os pacientes que tomaram 4 mg de licopeno também responderam significativamente melhor do que os do grupo controle. Não houve diferença significativa nos pacientes que tomaram 8 mg de licopeno em comparação aos que tomaram 4 mg clinicamente em 5 meses de duração, concluindo que o licopeno pode ser utilizado de forma eficaz e segura para o tratamento da leucoplasia oral.

Patel *et al.* (2014)[121] avaliaram a eficácia do licopeno em combinação com Vit. E e selênio, comparando seu efeito com placebo no tratamento da leucoplasia oral. No total, 41 pacientes foram incluídos no estudo. Ao grupo A, composto por 21 pacientes, foram administradas combinações de 3 mg de licopeno, 200 UI de Vit. E e 100 mcg de selênio duas vezes ao dia e ao grupo B, composto por 20 pacientes, foram administradas cápsulas de placebo uma vez ao dia, por um período de 3 meses. O acompanhamento pós-tratamento foi feito por três a quatro meses. Uma melhora estatística significativa foi observada clínica e histologicamente entre os pacientes que receberam licopeno em combinação com Vit E. e selênio. Assim, pode-se concluir que o licopeno em combinação com Vit. E e selênio é eficaz e seguro no manejo da leucoplasia oral.

Singh *et al.* (2017)[129] avaliaram a eficácia do gel extraído de calêndula officinalis em comparação com o gel de licopeno no tratamento da leucoplasia oral. No total 60 pacientes de pacientes com diagnóstico clínico e histológico de leucoplasia oral foram divididos aleatoriamente em 2 grupos e foram distribuídos calendula officinalis extract gel e lycopene gel, respectivamente. A terapia foi instituída por 1 mês para avaliar a alteração do tamanho da lesão na linha de base e no pós-tratamento. Foi observada redução significativa no tamanho da lesão tanto no grupo I quanto no grupo 2, quando os resultados do pré e pós-tratamento foram comparados no mesmo grupo. Entretanto, não foi observada redução no tamanho da lesão quando a comparação entre os grupos foi feita. Portanto, concluiu-se que o gel de extrato de calêndula officinalis pode ser efetivamente utilizado como uma alternativa à modalidade de tratamento convencional.

CAPÍTULO 9: RESUMO E CONCLUSÃO

A Leucoplasia oral é a lesão pré-maligna mais comum da cavidade oral. A incidência e prevalência da leucoplasia difere em diferentes partes do mundo. A etiologia da leucoplasia é multifatorial e pode ser idiopática na origem, ocasionalmente. O fator de risco associado mais comum é o tabaco, seja na forma fumada ou não fumada. Clinicamente, ele é observado em homens de meia idade e mais velhos e sua prevalência aumenta com o avanço da idade.

Ao longo dos anos foram feitas várias tentativas para encontrar um tratamento eficaz para a leucoplasia oral. Isto inclui o aconselhamento do paciente para a paragem completa do hábito, remoção de irritantes crónicos como dentes afiados ou partidos e identificação, bem como a eliminação de todos os factores predisponentes possíveis.

Junto com vários medicamentos, antioxidantes como vitamina A, C, E, licopeno e beta-caroteno foram experimentados até agora. Entre eles, o licopeno é um antioxidante eficaz e age como um potente necrófago. Ele tem várias propriedades anticarcinogênicas, como o aumento da comunicação gapj unction, antiproliferação, prodifferenciação, indução de apoptose, modulação da enzima metabolizadora do cancerígeno e função imune. O mecanismo mais provável que tem funcionado em favor do manejo da leucoplasia oral é sua atividade anti-inflamatória e antioxidante.

A presente revisão sistemática inclui ensaios de controle aleatórios e estudos de controle de casos baseados no uso de licopeno no manejo da leucoplasia oral. Assim, pode-se concluir que o licopeno parece ser uma droga promissora, pois oferece uma opção não-invasiva que produz uma melhora significativa nos sintomas da lesão. Também é estudado e comprovado que traz resultados mais significativos quando combinado com outras drogas. Portanto, pode ser usado como uma droga de primeira linha que desempenhará um papel substancial no manejo ou controle da progressão bem sucedida deste distúrbio potencialmente maligno.

REFERÊNCIAS

1. Mohammed F, Fairozekhan AT. Leucoplasia oral. Livraria do NCBI.1-4.

2. Aggarwal N, Bhateja S. Leukoplakia-Potentially Malignant Disorder of Oral Cavity-a Review. Revista Biomédica de Pesquisa Científica e Técnica. 2018;4(5):4219-4226.

3. Van der Waal I. Leucoplasia oral, a discussão em curso sobre definição e terminologia. Medicina oral, patologia oral e cirugiabucal. 2015;20(6): e685-692.

4. Petti S. Pooled estimate of world leukoplakia prevalence: a systematic review. Oncologia oral. 2003 Dez ;39(8):770-780.

5. Feller L, Lemmer J. Leucoplasia oral no que diz respeito à infecção por HPV: uma revisão. Revista internacional de odontologia. 2012 :1-7.

6. Shafer AW, Hine MK, Levy BM. Shafer's textbook of oral pathology. Elsevier, uma divisão da Reed Elsevier India Private Limited; 2015.

7. Gopinath D, Thannikunnath BV, Neermunda SF. Prevalência de focos carcinomatosos na leucoplasia oral: um estudo clinicopatológico de 546 amostras de índios. Journal of clinical and diagnostic research: JCDR. 2016;10(8):ZC78-ZC83.

8. Burket LW, Greenberg M, Click M. Burket's oral medicine 11th ed. BC Decker

Inc. 2008:85-86.

9. Speight PM, Khurram SA, Kujan O. Distúrbios orais potencialmente malignos: risco de progressão para a malignidade. Cirurgia oral, medicina oral, patologia oral e radiologia oral. 2018 Jun ;125(6):612-627.

10. Lodi G, Sardella A, Bez C, Demarosi F, Carrassi A. Revisão sistemática de ensaios randomizados para o tratamento da leucoplasia oral. Journal of dental education. 2002;66(8):896-902.

11. Parlatescu I, Gheorghe C, Coculescu E, TOVARU S. Leucoplakia-An atualização oral. Maedica. 2014;9(1):88-93.

12. Ribeiro AS, Salles PR, da Silva TA, Mesquita RA. Uma revisão do tratamento não cirúrgico da leucoplasia oral. Revista internacional de odontologia. 2010:1-10

13. Kaugars GE, Silverman Jr S, Lovas JG, Thompson JS, Brandt RB, Singh VN. Uso de suplementos antioxidantes no tratamento da leucoplasia oral humana revisão da literatura e estudos atuais. Cirurgia Oral, Medicina Oral, Patologia Oral, Radiologia Oral e Endodontologia. 1996 Jan ;81(1):5-14.

14. Metha N, Patani P, Singhvi I. Uma revisão sobre licopeno de tomate. IJPSR. 2018 Mar 1;9(3):916-921.

15. Gupta S, Jawanda MK, Arora V, Mehta N, Yadav V. O papel do licopeno na prevenção de doenças orais como ajuda não cirúrgica de tratamento. Revista

internacional de medicina preventiva. 2015;6:1-6.

16. Warnakulasuriya S, Johnson NW, Van der Waal I. Nomenclatura e classificação de doenças potencialmente malignas da mucosa oral. Journal of oral patology & medicine. 2007 Nov;36(10):575-580.

17. Abidullah M, Kiran G, Gaddikeri K, Raghoji S. Leuloplakia-Review de um distúrbio potencialmente maligno. Journal of clinical and diagnostic research: JCDR. 2014 ;8(8):ZE01-04.

18. Van der Waal I, Schepman KP, Van der Meij EH. Um sistema de classificação e encenação modificado para leucoplasia oral. Oncologia oral. 2000;36(3):264-266.

19. Golchha T, Rajput Y, Shrivastava S, Sahu M, Chandrakar A, Mungutwar V. Interacção dos factores do estilo de vida na leucoplasia oral: Um estudo translacional em Chhattisgarh, Índia. Journal of Translational Science. 2019;5:1-7.

20. Pindborg JJ, Kiaer J, Gupta PC, Chawla TN. Estudos em leucoplasias orais: Prevalência de leucoplasias entre 10.000 pessoas em Lucknow, Índia, com especial referência ao uso de tabaco e castanha de bétel. Boletim da Organização Mundial da Saúde. 1967;37(1):109-116..

21. Ongole R. Livro de texto de medicina oral, diagnóstico oral e radiologia oral. Elsevier Índia; 2009.

22. Smith, L. W., Bhargava, K., Mani, N. J., Malaowalla, A. M. e Silverman, S. Jr.: Cancro oral e lesões pré-cancerosas em 57.518 trabalhadores industriais de Gujarat, Índia. Câncer de revista indiana 1975;12(2):118-123.

23. Sciubba JJ. Leucoplasia oral. Critical Reviews in Oral Biology & Medicine. 1995 Abr;6(2):147-160.

24. Gupta PC, Mehta FS, Pindborg JJ, Bhonsle RB, Murti PR, Da ary DK, et al. Estudo de prevenção primária do cancro oral na Índia: Um estudo de seguimento de 10 anos. J Oral Pathol Med 1992; 21:433-439.

25. Chung CH, Yang YH, Wang TY, Shieh TY, Warnakulasuriya S. Desordens pré-cancerosas orais associadas à mastigação de areca quid, ao fumo e ao consumo de álcool no sul de Taiwan. Journal of oral patology & medicine. 2005 Set;34(8):460-466.

26. Hogewind WF, van der Waal I. Estudo de prevalência da leucoplasia oral numa população seleccionada de 1000 pacientes da Holanda. Odontologia comunitária e epidemiologia oral. 1988 Oct;16(5):302-305.

27. Scheifele C, Reichart PA, Dietrich T. Baixa prevalência de leucoplasia oral em uma amostra representativa da população dos EUA. Oncologia oral. 2003 Set 1;39(6):619-625.

28. Napier SS, Speight PM. Natural history of potential malignant oral lesions and conditions: an overview of the literature. Journal of oral patology & medicine.

2008 Jan;37(1):1-10.

29. Yang YH, Lee HY, Tung S, Shieh TY. Levantamento epidemiológico da fibrose submucosa oral e leucoplasia em aborígenes de Taiwan. J Oral Pathol Med 2001; 30: 213-219.

30. Downer MC, Petti S. Leukoplakia prevalence estimate lower than expected. Dent Baseado em Evidência 2005;6(1):12.

31. Martorell-Calatayud A, Botella-Estrada R, Bagan-Sebastian JV, Sanmartin-Jimenez O, Guillen-Baronaa C. Leucoplasia oral: Características clínicas, histopatológicas e moleculares e abordagem terapêutica. ActasDermosifiliogr2009;100:669-684.

32. Feller L, Lemmer J. Leucoplasia oral no que diz respeito à infecção por HPV: Uma revisão. Int J Dent 2012;2012:540-561.

33. Brouns ER, Baart JA, Bloemena E, Karagozoglu H, van der Waal I. A relevância do relato uniforme na leucoplasia oral: Definição, fator de certeza e estadiamento com base na experiência com 275 pacientes. Med Oral Patol Oral Cir Bucal 2013;18:e19-26.

34. Nureddin A. Nova definição para leucoplasia e reclassificação das leucoplasias como entidades de doença separadas. Dent Dent Oral Helath de Advento. 2018;7(4):1-

6.

35. Rajendran R. Leucoplasia oral (leucoqueratose): Compilação de factos e números. Journal of Oral and Maxillofacial Pathology. 2004 Jul 1;8(2):58-68

36. Neville BW, Damm DD, Allen CM, Bouquot JE. Patologia Oral e Maxilo-facial. 2ª ed. Philadelphia W B Saunders. 2002.p. 218-221.

37. Tampoma S, Hernawan I. Detecção e tratamento precoce da leucoplasia salpicada. Diário Dental (MajalahKedokteran Gigi). 2016 Mar 31;49(1): 54-58.

38. Munde A, Karle R. Leucoplasia verrucosa proliferativa: Uma actualização. Journal of cancer research and therapeutics. 2016 Abr 1;12(2):469-473.

39. Capella DL, Gonçalves JM, Abrantes AA, Grando LJ, Daniel FI. Leucoplasia verrucosa proliferativa: diagnóstico, manejo e avanços atuais. Brazilian Journal of otorhinolaryngology. 2017 Out;83(5):585-593.

40. Kharma MY, Tarakji B. Evidências atuais no diagnóstico e tratamento da leucoplasia verrucosa proliferativa. Anais da medicina saudita. 2012 Jul;32(4):412-414.

41. Tanwar R, Dave A, Kalra M, Saluja P (2015) Non-Surgical Management of Oral Leukoplakia in Indian Scenario. Universidade J Dent Scie 1(2): 49-54.

42. Diz P, Gorsky M, Johnson NW (2014) Leucoplasia oral e eritroplasia: um protocolo para diagnóstico e gestão. EAOM-Diagnóstico e protocolos terapêuticos 1: 1-8.

43. Mutalik S, Mutalik VS, Pai KM, Naikmasur VG, Phaik KS. Leucoplasia oral - A biópsia na consulta inicial é obrigatória? Diário de pesquisa clínica e diagnóstica: JCDR. 2014 Ago;8(8):ZC04.

44. Allegra E, Lombardo N, Puzzo L, Garozzo A. A utilidade da coloração com toluidina como instrumento de diagnóstico das lesões pré-cancerosas e cancerosas da orofaringe e da cavidade oral. Acta Otorrinolaringológica. 2009 Ago;29(4): 187-190.

45. Pallagatti S, Sheikh S, Aggarwal A, Gupta D, Singh R, Handa R, Kaur S, Mago J. Toluidine blue staining como instrumento adjunto para o diagnóstico precoce de alterações displásicas na mucosa oral. Revista de odontologia clínica e experimental. 2013 Out;5(4):e187- e191.

46. Chainani- Wu N, Madden E, Cox D, Sroussi H, Epstein J, Silverman Jr S. Toluidine Blue ajuda na detecção de displasia e carcinoma em lesões orais suspeitas. Doenças orais. 2015 Out;21(7):879-85.

47. Ramanathan A, Deepak TA, Manjunath M, Krishna S, Annaji AG. Avaliação da mucosa oral em alto risco e pré-cancer usando iluminação quimioluminescente e coloração supravital azul toluidina. Int J Oral Health Med Res. 2016;2(5): 28-32.

48. Nagaraju K, Prasad S, Ashok L. Eficiência diagnóstica do azul toluidina com iodo de Lugol em lesões orais pré-malignas e malignas. Jornal Indiano de Pesquisa

Odontológica. 2010 Abr 1;21(2):218-213

49. Petruzzi M, Lucchese A, Baldoni E, Grassi FR, Serpico R. Uso do iodo de Lugol no diagnóstico do câncer oral: uma visão geral. Oncologia oral. 2010 Nov 1;46(11):811-3.

50. Shashidara R, Sreeshyla HS, Sudheendra US. Quimioluminescência: Um adjunto de diagnóstico em pré-câncer oral e cancro: Uma revisão. Journal of Cancer Research and Therapeutics. 2014 Jul 1;10(3):487-491.

51. Messadi DV. Ajudas de diagnóstico para a detecção de condições pré-cancerosas orais. Revista internacional de ciências orais. 2013 Jun;5(2):59-65.

52. Shukla A, Singh NN, Adsul S, Kumar S, Shukla D, Sood A. Eficácia comparativa da quimioluminescência e do azul toluidina na detecção de doenças potencialmente malignas e malignas da cavidade oral. Journal of Oral and Maxillofacial Pathology: JOMFP. 2018 Set;22(3):442.

53. Rao UK, RoobanThavarajah EJ, Ranganathan K. Perda da heterozigosidade como marcador para prever a progressão da displasia epitelial oral para o carcinoma espinocelular oral. Journal of oral and maxillofacial pathology: JOMFP. 2018;22(2):155-160.

54. Sharma P, Singh D, Dixit J, Singh MK, Kumar N. Sistemas de classificação histológica de displasia epitelial e carcinoma espinocelular. J Oral Med Oral Surgir Oral Pathol Oral Radiol. 2015;1(1):1-16.

55. loanina P, Serban T, Lelia M. Abordagem de tratamento da leucoplasia oral. Revisão de literatura. Med Con. Outubro 2013 Vol 8;3:39-43

56. Arruda JAA, Álvares PR, Sobral APV, Mesquita RA. A Review of the Surgical and Nonsurgical Treatment of Oral Leukoplakia. J Dent & Oral Disord. 2016; 2(2):1009.

57. Singh SK, Gupta A, Sahu R. Não Cirúrgico. Gestão da Leucoplasia Oral. Journal of Dentofacial Sciences. 2013; 2(2):39-47

58. Toma S, Benso S, Albanese E, Palumbo R, Cantoni E, Nicolò G, Mangiante P. Tratamento da leucoplasia oral com beta-caroteno. Oncologia. 1992;49(2):77-81.

59. Liede K, Hietanen J, Saxen L, Haukka J, Timonen T, Hayrinen- Immonen R, Heinonen OP. Suplementação a longo prazo com alfa-tocoferol e beta-caroteno e prevalência de lesões da mucosa oral em fumadores. Doenças orais. 1998 Jun;4(2):78-83.

60. Garewal HS, Meyskens Jr FL, Killen D, Reeves D, Kiersch TA, Elletson H, Strosberg A, King D, Steinbronn K. Resposta da leucoplasia oral ao betacaroteno. Journal of clinical oncology. 1990 Oct;8(10):1715-20.

61. Garewal HS, Katz RV, Meyskens F, Pitcock J, Morse D, Friedman S, Peng Y, Pendrys DG, Mayne S, Alberts D, Kiersch T. ß-carotene produz remissões sustentadas em pacientes com leucoplasia oral: resultados de um estudo

prospectivo multicêntrico. Arquivos de otorrinolaringologia - cirurgia de cabeça e pescoço. 1999 Dez 1;125(12):1305-10.

62. Shah JP, Strong EW, DeCosse JJ, Itri L, Sellers P. Efeito dos retinóides na leucoplasia oral. The American Journal of Surgery. 1983 Oct 1;146(4):466-70.

63. Stich HF, Hornby AP, Mathew B, Sankaranarayanan R, Nair MK. Resposta de leucoplasias orais à administração de vitamina A. Cartas de câncer. 1988 Maio 1;40(1):93-101.

64. Toma S, Mangiante PE, Margarino G, Nicolo G, Palumbo R. Dosagem progressiva de ácido cis-retinóico 13- no tratamento da leucoplasia oral. European Journal of Cancer Parte B: Oncologia Oral. 1992 Jan 1;28(2):121-3.

65. Gorsky M, Epstein JB. O efeito dos retinóides nas lesões orais pré-malignas: foco na terapia tópica. O cancro. 2002 Set 15;95(6):1258-64.

66. Scardina GA, Carini F, Maresi E, Valenza V, Messina P. Avaliação da eficácia clínica e histológica da isotretinoína na terapia da leucoplasia oral: dez anos de experiência: é uma gestão ainda atualizada e eficaz. Métodos Encontrar Exp Clin Pharmacol. 2006; 28(2):115-9.

67. Behura SS, Singh DK, Masthan KMK, Babu NA, Sah S. Chemoprevention of oral cancer: um empreendimento promissor. IJOCR. 2015 Abr-Jun;3(2):80- 87.

68. Benner SE, Winn RJ, Lippman SM, Poland J, Hansen KS, Luna MA, Hong WK.

Regressão da leucoplasia oral com a-tocoferol: um estudo de quimioprevenção do programa comunitário de oncologia clínica. JNCI: Revista do Instituto Nacional do Câncer. 1993 Jan 6;85(1):44-7.

69. Kaugars GE, Silverman Jr S, Lovas JG, Brandt RB, Riley WT, Dao Q, Singh VN, Gallo J. Um ensaio clínico de suplementos antioxidantes no tratamento da leucoplasia oral. Cirurgia oral, medicina oral, patologia oral. 1994 Oct 1;78(4): 462-8.

70. Miller III ER, Pastor-Barriuso R, Dalal D, Riemersma RA, Appel LJ, Guallar E. Meta-análise: a suplementação com vitamina E de alta dosagem pode aumentar a mortalidade por alérgenos. Anais de medicina interna. 2005 Jan 4;142(1):37-46.

71. K. A. Naidu, "Vitamina C na saúde humana e na doença ainda é um mistério? An overview", Nutrition Journal, vol. 2, pp. 1-10, 2003.

72. B. Frei, L. England, e B. N. Ames, "Ascorbate é um excelente antioxidante no plasma sanguíneo humano", Proceedings of the National Academy of Sciences of the United States of America, vol. 86, no. 16, pp. 6377-6381, 1989.

73. Tuovinen V, Vaananen M, Kullaa A, Karinpaa A, Markkanen H, Kumpusalo E. Alterações da mucosa oral relacionadas com os níveis de ácido ascórbico plasmático. Anais da Sociedade Finlandesa de Odontologia. SuomenHammaslaakariseuranToimituksia. 1992 Jan 1;88(3-4):117-22.

74. Barth, T.J., Zoller, J., Kübler, A., Born, I.A. e Osswald. Rediferenciação da

mucosa displástica oral através da aplicação dos antioxidantes beta-caroteno, alfa-tocoferol e vitamina *C.* International Journal for Vitamin and Nutrition research. InternationaleZeitschrift fur Vitamin-und Ernahrungsforschung. Journal International de Vitaminologie et de Nutrition, 1997; 67(5),

pp.368-376.

75. Tradati N, Chiesa F, Rossi N, Grigolato R, Formelli F, Costa A, de Palo G. Tratamento tópico bem sucedido de líquen plano oral e leucoplasias com fenretinida (4-HPR). Cartas de câncer. 1994 Jan 30;76(2-3):109-11.

76. Lippman SM, Lee JJ, Martin JW, El-Naggar AK, Xu X, Shin DM, Thomas M, Mao L, Fritsche HA, Zhou X, Papadimitrakopoulou V. Atividade fenretinida em leucoplasia oral resistente a retinóides. Pesquisa Clínica do Câncer. 2006 May 15;12(10):3109-14.

77. Swain SK, Debta P. Tratamento não cirúrgico da leucoplasia da cavidade oral. Matrix Science Medica. 2020 Oct 1;4(4):91-95.

78. Hammersley N, Ferguson MM, Rennie JS. A bleomicina tópica no tratamento da leucoplasia oral: um estudo piloto. British Journal of Oral and Maxillofacial Surgery. 1985 Ago 1;23(4):251-8.

79. Malmstrom M, Hietanen J, Sane J, Sysmalainen M. Tratamento tópico da leucoplasia oral com bleomicina. British Journal of Oral and Maxillofacial Surgery. 1988 Dez 1;26(6):491-8.

80. Epstein JB, Wong FL, Millner A, Le ND. Tratamento tópico com bleomicina da leucoplasia oral: um ensaio clínico duplo-cego randomizado. Cabeça e pescoço. 1994 Nov;16(6):539-44.

81. Epstein JB, Gorsky M, Wong FL, Millner A. Bleomicina tópica para o tratamento de leucoplasias orais displásicas. Câncer: Jornal Internacional Interdisciplinar da Sociedade Americana de Câncer. 1998 Ago 15;83(4):629-634.

82. Sieron A, Namyslowski G, Misiolek M, Adamek M, Kawczyk-Krupka A. Terapia fotodinâmica das lesões pré-malignas e recidiva local dos cancros laríngeos e hipofaríngeos. Arquivos europeus de oto-rino-laringologia. 2001 1;258(7):349-52.

83. Kübler AC. Terapia fotodinâmica. Aplicação de laser médico. 2005 Maio 31;20(1):37-45.

84. Konopka KR, Goslinski TO. Terapia fotodinâmica em odontologia. Journal of dental research. 2007 Ago;86(8):694-707.

85. Sieron A, Adamek M, Kawczyk- Krupka A, Mazur S, Ilewicz L. Terapia fotodinâmica (PDT) usando ácido ö- aminolevulínico (ALA) aplicado topicamente para o tratamento da leucoplasia oral. Journal of oral patology & medicine. 2003 Jul;32(6):330-6.

86. Chen HM, Yu CH, Tu PC, Yeh CY, Tsai T, Chiang CP. Tratamento bem sucedido da hiperplasia verrucosa oral e da leucoplasia oral com terapia fotodinâmica

mediada por ácido 5-aminolevulínico tópico. Lasers em Cirurgia e Medicina: O Jornal Oficial da Sociedade Americana de Medicina e Cirurgia a Laser. 2005; 37(2):114-22.

87. Kubler A, Haase T, Rheinwald M, Barth T, Muhling J. Tratamento da leucoplasia oral por aplicação tópica de ácido 5-aminolevulínico. Revista internacional de cirurgia oral e maxilofacial. 1998 Dez 1;27(6):466-9.

88. Khafif A, Schantz SP, Al- Rawi M, Edelstein D, Sacks PG. O chá verde regula a progressão do ciclo celular na leucoplasia oral. Head & Neck: Journal for the Sciences and Specialties of the Head and Neck. 1998 Set;20(6):528-34.

89. Li N, Sun Z, Han C, Chen J. Os efeitos quimiopreventivos do chá nas lesões da mucosa pré-cancerosas orais humanas. Anais da Sociedade de Biologia Experimental e Medicina. 1999 Abr;220(4):218-24.

90. Kocaadam B, §anlier N. Curcumin, um componente ativo do açafrão-da-índia (Curcuma longa), e seus efeitos na saúde. Revisões críticas em ciência alimentar e nutrição. 2017 Set 2;57(13):2889-2895.

91. Hsieh CY. Estudo clínico fase I da curcumina, um agente quimiopreventivo, em pacientes com lesões de alto risco ou pré-malignas. Anticancer Res. 2001;21(2895):e2900.

92. Kuriakose MA, Ramdas K, Dey B, Iyer S, Rajan G, Elango KK, Suresh A, Ravindran D, Kumar RR, Prathiba R, Ramachandran S. Um ensaio IIB

randomizado duplo cego de fase controlada por placebo de curcumina em leucoplasia oral. Pesquisa de Prevenção do Câncer. 2016 Ago 1;9(8):683-691.

93. Rai B, Kaur J, Jacobs R, Singh J. Possível mecanismo de acção da curcumina em lesões pré-cancerosas à base de soro e marcadores salivares de stress oxidativo. Diário da ciência oral. 2010;52(2):251-256.

94. Kumar A, Cascarini L, McCaul JA, Kerawala CJ, Coombes D, Godden D, et al. Como devemos gerir a leucoplasia oral? Br J Oral Maxillofac Surg. 2013 Jul;51(5):377-83.

95. Praveen KNS, Veeraraghavan G, Reddy RS, Kotha P, Yelisetty K. Criocirurgia no tratamento de lesões potencialmente malignas: Uma repoSrt de dois casos. Relatos e revisões de casos do IJSS. 2015 Jan;1(8):5-9

96. Miller D. Criocirurgia para o tratamento de neoplasias da cavidade oral. Clínicas Otorrinolaringológicas da América do Norte. 1972 Jun;5(2):377.

97. Goode RL, Spooner TR. Crioterapia de escritório para leucoplasia oral. Academia Americana de Oftalmologia e Otorrinolaringologia. 1971;75(5):968.

98. Leopardo PJ. Criocirurgia e sua aplicação em cirurgia oral. British Journal of Oral Surgery. 1975 Nov 1; 13(2):128-52.

99. Bekke JP, Baart JA. Seis anos de experiência com criocirurgia na cavidade oral. Revista internacional de cirurgia oral. 1979 Ago 1;8(4):251-70.

100. Tambuwala A, Sangle A, Khan A, Sayed A. Excisão de leucoplasia oral por lasers CO 2 versus bisturi tradicional: Um estudo comparativo. Journal of maxillofacial and oral surgery. 2014 Set 1;13(3):320-327.

101. Metha N, Patani P, Singhvi I. Uma revisão sobre licopeno de tomate. IJPSR. 2018 Mar 1;9(3):916-21.

102. Sinha N, Dua D. Licopeno: O mais potente antioxidante com benefícios infinitos. Int J Pharm Bio Sci. 2015;6(3):838-46.

103. História EN, Kopec RE, Schwartz SJ, Harris GK. Uma atualização sobre os efeitos do licopeno de tomate sobre a saúde. Revisão anual da ciência e tecnologia alimentar. 2010 Abr 10;1:189-210.

104. Patil SR,YadavN,Zoubi AL et al. Estudo comparativo da eficácia de novos antioxidantes licopeno e oxitardos no tratamento da Fibrose Submucosa Oral.PesquisaBrasileiraemOdontopediatria e Clinicalntegrada 2018;18(1):1-7.

105. Van Breemen RB, Pajkovic N. Terapia multidireccional do cancro por licopeno. Cancer Lett 2008; 269: 339-351.

106. Ukai N, Lu Y, Etoh H. Oxigenação fotossensibilizada de licopeno. BiosciBiotechnolBiochem 1994; 58: 1718-1719.

107. Di Mascio P, Kaiser S, Sies H. Lycopene como o mais eficiente supressor de oxigénio de carotenóide único biológico. Arch BiochemBiophys 1989; 274:

532-538.

108. Lu R, Dan H, Wu R, Meng W, Liu N, Jin X, Zhou M, Zeng X, Zhou G, Chen Q. Licopeno: características e potencial significado no cancro oral e lesões pré-cancerosas. Journal of Oral Pathology & Medicine. 2011;40(5): 361-368.

109. Gupta PC, Hebert JR, Bhonsle RB, Sinor PN, Mehta H, Mehta FS. Fatores dietéticos na leucoplasia oral e fibrose submucosa em um estudo de controle de casos baseado na população em Gujarat, Índia. Doenças orais. 1998 Set;4(3):200-6.

110. Cowan CG, Calwell EI, Young IS, McKillop DJ, Lamey PJ. Status antioxidante do tecido mucoso oral e níveis de plama em fumantes e não fumantes. Journal of oral patology & medicine. 1999;28(8):360-3.

111. Giovannucci E. Tomate, produtos à base de tomate, licopeno e câncer: revisão da literatura epidemiológica. Revista do instituto nacional do câncer. 1999;91(4):317-31.

112. Weisburger JH. Mecanismos de ação dos antioxidantes como exemplificado em vegetais, tomates e chá. Toxicologia alimentar e química. 1999 Set 1; 37(9-10):943-8.

113. Stefani E De, Oreggia F, Boffetta P, Deneo-Pellegrini H, Ronco A, Mendilaharsu M. Tomate, alimentos ricos em tomate, licopeno e câncer do trato aerodigestivo superior: um controle de caso no Uruguai. Oncologia oral. 2000 Jan

1;36(1):47-53.

114. Nagao T, Ikeda N, Warnakulasuriya S, Fukano H, Yuasa H, Yano M, Miyazaki H, Ito Y. Micronutrientes antioxidantes do soro e o risco de leucoplasia oral entre os japoneses. Oncologia oral. 2000 Set 1;36(5):466-70.

115. Heber D, Lu QY. Visão geral dos mecanismos de ação do licopeno. Biologia experimental e medicina. 2002;227(10):920-3.

116. Singh M, Krishanappa R, Bagewadi A, Keluskar V. Eficácia do licopeno oral no tratamento da leucoplasia oral. Oncologia oral. 2004;40(6):591-596.

117. Zakrzewska JM. Licopeno oral - um tratamento eficaz para leucoplasia oral? Odontologia baseada em evidências. 2005;6(1):17-18.

118. Kumar A, Bagewadi A, Keluskar V, Singh M. Eficácia do licopeno no manejo da fibrose submucosa oral. Cirurgia Oral, Medicina Oral, Patologia Oral, Radiologia Oral, e Endodontologia. 2007;103(2):207-13.

119. Karemore TV, Motwani M. Avaliação do efeito do licopeno antioxidante mais recente no tratamento da fibrose submucosa oral. Jornal Indiano de Pesquisa Odontológica. 2012;23(4):524.

120. Selvam NP, Dayanand AA. Licopeno no manejo da fibrose submucosa oral. Asian J Pharm Clin Res. 2013;6(3):58-61.

121. Patel JS, Umarji HR, Dhokar AA, Sapkal RB, Patel SG, Panda AK. Estudo

randomizado controlado para avaliar a eficácia do licopeno oral em combinação com vitamina E e selênio no tratamento da leucoplasia oral. Journal of Indian Academy of Oral Medicine and Radiology. 2014;26(4):369.

122. Goswami R,GangwaniA,Bhatnagar S et al. Estudo comparativo de suplementos nutricionais orais vs triamcinolona intralesional e hialuronidase em fibrose submucosa oral.International Journal of Medical Research and Review 2014;2(2):114-118.

123. Singh D,ShashikanthMC,Misra N et al. Lycopene e injeções de betametasona intralesional no manejo da fibrose submucosa oral.Journal of Indian Academy of Oral Med and Rad 2014;26(3). 129.

124. Nayak A,Bhattacharya A, Podder S et al.Efficacy of lycopene in combination with vitamin E in management of oral submucous fibrosis-A clinical prospective study.Journal of Advanced Medical and Dental Sciences and Reaserch 2015;3(3):21-25. 126.

125. Patil S,Maheshwari S Kunsi SR et al. Estudo comparativo da eficácia do licopeno e do aloe-vera no tratamento da fibrose submucosa oral.International Journal of Health and Allied Sciences 2015;4(1):13-17. 127.

126. Gupta S, Jawanda MK, Arora V, Mehta N, Yadav V. O papel do licopeno na prevenção de doenças orais como ajuda não cirúrgica de tratamento. Revista internacional de medicina preventiva. 2015;6.

127. Pratibha ,Shekhawat KS, Deepak TA, Srivastava C. Avaliação do Licopeno e Levamisole na Gestão do Líquen Plano Oral - Um Estudo Comparativo. Journal of Oral Medicine, Oral Surgery, Oral Pathology and Oral Radiology. 2016 Abr 15;2(1):4-10.

128. Kushwaha RP, Rauniar GP, Rimal J. Estudo comparativo da eficácia do licopeno e da prednisolona no manejo do líquen plano oral: A Randomised, double blind clinical trial.2017; 6(5):1103-1115.

129. Singh M, Bagewadi A. Comparação da eficácia do gel extraído de Calendula officinalis com o gel de licopeno para o tratamento da leucoplasia homogênea induzida pelo tabaco: Um ensaio clínico aleatório. Revista internacional de investigação farmacêutica. 2017;7(2):88

130. Saran G,UmapathyD,Misra N et al.A comparative study to evaluate the efficacy of lycopene and curcumin in OSMF patients:A Randomized Clinical Trial.Indian Journal of Dental Research 2018;29(3):303-312.

131. Patil S, Yadav N,etal. Estudo comparativo da eficácia de novos antioxidantes licopeno e oxitardos no tratamento da fibrose oral submucosa.Pesq Bras Odontoped Clin Integr 2018;18(1):1-7. 128.

132. Kushwaha RP, Rauniar GP, Rimal J. Avaliação clínica dos efeitos do licopeno no manejo do líquen plano oral. International Dental & Medical Journal of Advanced Research. 2019;5(1):1-5.

133. Saawarn N, Shashikanth MC, Saawarn S, Jirge V, Chaitanya NC, Pinakapani R. Lycopene no manejo do líquen plano oral: Um estudo controlado por placebo. Jornal Indiano de Pesquisa Odontológica. 2011 set 1;22(5):639.

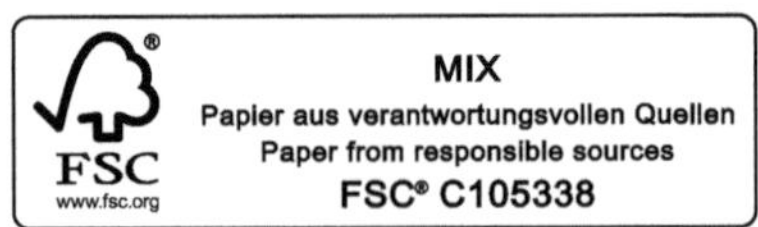

Printed by Books on Demand GmbH, Norderstedt / Germany